L'ART DE FORMULER,

D'APRÈS

L'ÉTAT ACTUEL DE LA SCIENCE,

L'ART DE FORMULER,

D'APRÈS

L'ÉTAT ACTUEL DE LA SCIENCE;

Par A. E. C. Loeuillart-d'Avrigni, docteur en médecine de la Faculté de Paris, etc.

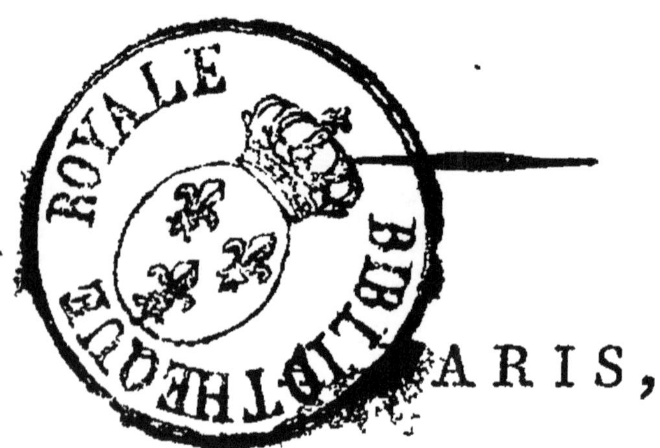

PARIS,

Chez Crochard, Libraire, rue de l'Ecole de Médecine, N.° 9; Gabon, Libraire, place de la même Ecole, N.° 2.

1816.

PRÉFACE.

Lorsqu'un jeune médecin commence, au sortir des Ecoles, à pratiquer son art, ce qui l'embarrasse n'est pas ordinairement d'observer une maladie, de reconnaître sa nature, et d'apprécier ses symptômes; ce n'est pas non plus de choisir la classe de médicamens dont il doit tirer ses remèdes, ni même de s'arrêter à celui d'entre eux qu'il jugera le meilleur; jusque là ses connaissances élémentaires doivent lui suffire. Mais c'est lorsqu'il veut doser les ingrédiens d'une formule, que sa mémoire le trahit quelquefois; et, faute de se rappeler à quelle mesure on peut les administrer; se voit-il forcé d'abandonner sa première idée pour n'employer que les substances dont les doses ne sont pas échappées à son souvenir.

Loin d'étonner, l'embarras qu'il éprouve doit paraître inévitable, si l'on pense à la multiplicité des remèdes, à la différence qu'exige dans le traitement des maladies leur action plus ou moins énergique.

En éprouvant moi-même cet embarras au commencement de ma pratique, j'ai regretté qu'il n'y eut pas une espèce de rudiment dans lequel on vit la plupart des substances médicamenteuses, sur-tout celles qu'on fait prendre intérieurement, dosées sous toutes les formes magistrales, d'après des règles et des raisonnemens aussi simples que précis.

Un pareil ouvrage serait sans doute nécessaire : mais inutilement voudrait-on le trouver. Tous les volumes écrits sur l'art de formuler ne renferment que des exemples de chaque genre de formule, et semblent insuffisans : aussi chacun est-il obligé de feuilleter les matières médicales pour se composer un petit Formulaire plus ou moins étendu, qu'il inscrit dans son porte-feuille et qu'il va consulter au besoin.

J'ai pour moi-même essayé de faire ce Recueil élémentaire, et je l'offre aujourd'hui aux jeunes médecins, dans l'espoir qu'il leur présentera la même utilité qu'à moi-même ; si mon espérance est déçue, du moins pourra-t-il éveiller l'attention, et disposer quelqu'autre à mieux traiter le sujet.

PROLÉGOMÈNES.

On donne le nom de médicamens à des matières propres soit à prévenir les maladies, soit à faciliter leur guérison ; leur nature, leur préparation, leur quantité, la disposition des organes auxquels on les applique, et les formes qu'on leur procure décident de leurs effets. La thérapeutique, la matière médicale et la pharmacie traitent des quatre premiers points : le dernier constitue l'art de formuler. L'emploi des médicamens nécessite donc des préparations et des formules.

C'est par une suite d'opérations particulières que la pharmacie dispose les substances naturelles et forme les préparations médicinales ; rien n'est plus varié que la couleur, l'odeur, la saveur et la densité de ces mélanges : tantôt ils ont la forme de gaz, de vapeurs : tantôt ils sont liquides, mous ou durs : tantôt entiers, tantôt pulvérisés.

Les gaz s'obtiennent par divers procédés chi-

A

miques : les vapeurs, soit sèches, soit humides, résultent de l'action du calorique sur les corps susceptibles de se volatiliser, en tout ou en partie.

Les liquides sont des solutions ou des dissolutions d'acides, d'alcalis, de sels, de sulfures, de combinaisons métalliques, de principes immédiats des végétaux ou des animaux, etc., dans l'eau, l'alcool, le vin, le vinaigre, les huiles, etc. C'est par la mixtion, l'expression, la macération, la digestion, la décoction qu'on les compose.

La plupart des préparations qui jouissent d'une consistance plus ou moins grande, naissent de l'union et de la trituration des ingrédiens végétaux, animaux ou minéraux, mêlés à l'eau, au miel, au sirop, à la cire, à la graisse, à l'huile, etc.

Pour faire les poudres, on a recours à des opérations différentes, suivant la nature des corps à pulvériser.

La formule consiste à désigner au pharmacien l'espèce, le nombre, la dose des médicamens que l'on prescrit, ainsi que la forme qu'on veut leur donner.

Tous les remèdes se divisent en deux grandes classes : les préparations officinales et les préparations magistrales.

Les premières, peu susceptibles d'altération pendant un certain espace de temps, se trouvent toutes préparées dans les officines ; telles sont les végétaux séchés, les poudres, les sels acides, alcalins, neutres et métalliques, les pulpes, les extraits, les conserves, les pâtes, les tablettes, les pastilles ; les eaux distillées, les sirops, les miels, les éthers, les alcools, les teintures, les vins, les vinaigres ; les emplâtres, les onguens, etc. ; quelquefois on les emploie telles que les offre la pharmacie ; et la formule se borne alors à fixer l'espèce, la dose de chacune et la manière d'en faire usage ; mais souvent on change la forme des *préparations officinales*, soit pour les rendre plus actives en les faisant passer à l'état liquide, soit pour en déguiser aux malades l'odeur et le goût ; tantôt par l'addition d'un aromate, tantôt en les enveloppant d'une autre substance : c'est alors que l'on formule *des préparations magistrales* ; telles sont les boissons, les apozèmes, les mixtures, les potions, les juleps, les opiats, les pilules, les bols, les fomentations, les linimens, les cataplasmes, les lavemens, etc. La formule devient aussi plus difficile ; car il faut savoir unir à propos les composans, et souvent indiquer la manière d'opérer leur mélange.

Comme les médicamens sont très-multipliés,

on peut former avec eux des combinaisons innombrables, en les joignant plusieurs ensemble. C'est ainsi qu'on fait des formules composées : mauvaise méthode qui n'offre qu'un vain étalage, sans être utile aux malades. Feu *de Lamure*, mon parent, médecin à Montpellier, disait souvent que, lorsqu'il unissait deux médicamens ensemble, il croyait pouvoir encore juger à-peu-près quel serait leur effet ; mais qu'il n'y pourrait plus rien connaître s'il en rassemblait seulement trois. En effet, n'est-il pas impossible d'apprécier l'action chimique qu'exercent l'une sur l'autre plusieurs substances réunies ? Personne ne révoque en doute cette vérité reconnue. *Hippocrate* lui-même n'employait que des remèdes fort simples dans le traitement des maladies ; et l'abandon de cette simplicité n'a point, depuis, fait faire un seul pas à l'art de guérir.

Ce n'est donc pas un recueil de formules composées que je publie (1). D'ailleurs, M. le

(1) Cependant ceux qui voudraient faire des formules composées le pourraient également, en multipliant les bases : pourvu qu'ils diminuent leur quantité en proportion de leur nombre ; c'est-à-dire qu'il faut, si l'on réunit deux

chevalier *Gassicourt* a réuni ce qu'on pouvait faire de mieux, en ce genre, dans son formulaire magistral, où se trouvent rapportées toutes les formules auxquelles sont restés les noms de leurs auteurs. Mais j'ai voulu, pour aider la mémoire des jeunes médecins, indiquer à quelle dose les substances peuvent se prescrire sous les diverses formes magistrales, et voici la marche que j'ai suivie.

Toute formule, suivant les anciens auteurs, est composée de plusieurs parties : la base, l'adjuvant ou l'auxiliaire, le déterminant, l'excipient, l'intermède et le correctif.

Puisque je n'offre que des formules simples, je retranche d'abord l'adjuvant, qui n'est autre chose qu'une ou plusieurs nouvelles bases ajoutées à la première : d'ailleurs, l'excipient et même le correctif, sont analogues à la base, et secondent, par conséquent, déja sa vertu. J'écarte aussi le déterminant, auquel on prêtait l'action imaginaire de diriger sur telle ou telle partie l'effet du mélange ; et je ne conserve que la base, l'excipient, l'intermède et le cor-

---

médicamens, n'employer que la moitié de la dose prescrite à chacun d'eux dans ce livre, etc.

rectif, en changeant peut-être un peu l'acception du dernier.

L'excipient est le corps qui donne au remède le volume ; c'est l'eau, dans une boissson, un apozême : l'eau distillée, dans une potion : la poudre ou l'extrait qu'on mêle à une substance énergique dans les pilules, etc., sa quantité sera fixe pour chaque préparation magistrale. La base est la substance agissante : sa dose varie suivant son énergie ; mais quelquefois la base ne peut pas s'unir avec son excipient, lorsqu'ils diffèrent trop de nature, comme l'eau et l'huile, par exemple ; c'est alors qu'une substance intermédiaire devient indispensable pour opérer l'union des deux premières.

L'espèce et la quantité de l'intermède diffèrent selon la base elle-même ; c'est de l'acide acétique, de l'alcool, de l'huile, du mucilage, du jaune d'œuf dans les potions : du miel, du sirop dans les pilules, etc.

Enfin, le correctif aura pour fonctions de procurer au mélange un goût agréable ; de masquer ses mauvaises qualités, ou du moins de les affaiblir ; c'est du miel, du sucre, du sirop dans les boissons, les potions, etc. : les feuilles d'or ou d'argent, les poudres inertes dont on enveloppe les pilules ; excepté dans ce dernier cas, la dose du correctif sera fixe pour chaque préparation.

Maintenant si je classe, d'après leur action sur l'économie, les substances propres à servir de bases, d'excipiens et de correctifs, j'aurai, je crois, atteint le but que je me suis proposé. En effet, le premier venu pourra formuler. Il lui suffira de prendre, même au hasard, les trois composans, dans un même article, et d'en mettre la dose indiquée, ainsi que celle de l'intermède, s'il s'en trouve un de mentionné dans les notes. Il pourra bien se faire qu'il réunisse un excipient et un correctif préparés avec la même substance qui servira de base, comme l'eau distillée, l'extrait et le sirop de canelle pour une potion : mais la formule n'en sera pas moins régulière et moins méthodique pour cela : seulement elle offrira le plus grand degré de simplicité possible.

On distingue les médicamens en externes et en internes ; en évacuans et en altérans ; mais la méthode la plus avantageuse est de les diviser d'après leur action sur les propriétés vitales, en stimulans ou toniques, et en asténiques ou sédatifs. Chacune de ces deux classes se subdivise en plusieurs ordres, suivant que les substances agissent sur telle ou telle partie de l'économie. Cette classification, suivie par *Schwilgué*, dans son Traité de Matière médicale, n'est à-peu-près que celle des anciens, représentée sous d'autres termes.

Parmi les toniques, les uns sont généraux : tels sont les aromates (*stomachiques*, *carminatifs*) ; les amers (*fébrifuges fondans ou apéritifs*, *dépuratifs*) ; et les astringens (*styptiques*). Les autres sont spéciaux ; tels sont : les stimulans du système dermoïde (*diaphorétiques*, *sudorifiques*) ; du système lymphatique (*anti-scorbutiques*, *anti-scrophuleux*, *anti-syphilitiques*) ; du système bronchique (*expectorans*) ; du système digestif (*émétiques*, *cathartiques*, *anthelmintiques*) ; du système urinaire (*diurétiques*) ; et du système générateur de la femme (*emménagogues.*)

Les sédatifs se partagent également en généraux (*émolliens*, *délayans*, *rafraîchissans*) ; en spéciaux, parmi lesquels on distingue les sédatifs du système bronchique (*béchiques*, *pectoraux*) ; et ceux du système nerveux (*calmans*, *anodins*, *anti-spasmodiques*, *narcotiques.*)

Cette division ne comprend point certaines espèces de remèdes, auxquels les anciens attribuaient des effets qu'ils n'ont pas, comme les *cardiaques*, les *céphaliques*, les *hépatiques*, les *spléniques*, etc., et sur-tout les *lithontrip-*

tiques dont on a long-temps préconisé la soi-disante vertu. MM. *Fourcroy* et *Vauquelin* en ont fait l'objet de leurs recherches ; et leurs expériences ont en effet prouvé qu'une dissolution acide ou alcaline pourrait dissoudre les calculs, selon qu'ils seraient composés de sels alcalins ou d'acide urique. Mais la difficulté de reconnaître la nature des calculs, le peu de force qu'il faut donner au dissolvant, soit qu'on l'introduise dans la vessie avec des injections par le canal de l'urètre ; soit qu'on le donne en boisson, l'altération qu'il éprouve dans ce dernier cas avant d'arriver dans le réservoir urinaire, rendent ce moyen illusoire ; et les lithontriptiques ne sont, jusqu'à ce jour, qu'imaginaires. Les diurétiques peuvent seulement, avec les secours des bains, etc., faciliter l'expulsion des petits graviers.

Dans l'emploi des médicamens, il faut examiner s'ils sont nécessaires, d'une bonne qualité : avoir égard à la saison qui leur donne le plus de vertu, aux réactions chimiques des uns sur les autres, à celles qu'ils peuvent exercer sur les vases dans lesquels on les prépare : choisir de préférence, autant qu'on le peut, ceux qui sont exotiques et d'un prix modéré ; corriger leurs mauvaises qualités ; leur donner la forme la plus convenable suivant leur action, leur volume et leur consistance; doser convenablement, formuler le plus simplement possible, céder un peu au goût des malades; consulter la saison, l'âge, le sexe, le tempérament du sujet et même l'habitude qu'il peut avoir contractée d'user de tel ou tel remède. Il me suffit d'indiquer ces règles essentielles, dont tous les auteurs, et *Gaubius* particulièrement, recommandent la stricte observation.

Toute formule doit être rédigée dans la langue usitée au lieu ou l'on se trouve, à moins qu'il ne soit nécessaire de cacher au malade les remèdes qu'on lui donne. Elle contient deux parties distinctes : la première concerne le pharmacien. Les substances doivent toujours être placées dans le même ordre où l'on doit les ajouter les unes aux autres, pour que le mélange soit le plus parfait possible. On écrira chacune d'elles sur une seule ligne, et sans aucune abréviation; il faut également que les doses soient exprimées en toutes lettres, pour éviter les erreurs auxquelles les signes ne peuvent manquer de donner lieu quelquefois. Souvent l'exécution des formules est aisée, et le médecin peut alors se contenter d'indiquer l'espèce de préparation qu'il desire; mais quelquefois il devient nécessaire de détailler les opérations qu'exige un mélange difficile.

La seconde partie de la formule regarde le malade ou ceux qui l'environnent, et les instruit des soins et des précautions qu'il faut apporter dans l'emploi des remèdes ; rien ne peut dispenser d'écrire celle-ci dans la langue qui leur est familière. Souvent aussi faut-il apporter une attention particulière aux expressions dont on se sert, relativement à certaines maladies, aux diverses parties du corps où les remèdes doivent s'appliquer, ainsi qu'au sexe des malades.

Le médecin ne doit jamais se dispenser de relire ses formules, lors même qu'elles ne renferment point de substances énergiques ; il y met la date, son nom, et termine par indiquer la personne à qui le remede est destiné, lorsque le genre de la maladie n'exige pas un secret que les médicamens pourraient dévoiler.

On trouvera dans ce recueil la plupart des substances en usage, même celles que leurs propriétés dangereuses devraient faire entièrement abandonner ; telles sont le phosphore, l'arsenic, etc. ; mais j'en ai retranché :

1.° Les remèdes repoussans, tels que les cloportes ; toute leur vertu diurétique provient du nitre qu'ils ramassent sur leur corps, en parcourant les vieux murs, etc. ;

2.° Ceux qui gonflent inutilement la liste des

préparations officinales, comme les sels essentiels et lixiviels ; quelque soit le végétal dont on les retire, leur action dépend uniquement de leur nature saline ;

3.° Toutes les compositions officinales, chargées de médicamens nombreux ; parmi ces dernières, je n'ai conservé que la thériaque, le dioscordium et la confection hyacinthe dont les effets, bien éprouvés, demandaient, au moins pour elles, une exception.

J'ai marqué, pour chaque substance, la dose que peut en prendre, pendant les vingt-quatre heures, un sujet adulte, c'est-à-dire de dix-huit à soixante ans. On administre les deux tiers de cette quantité, depuis douze jusqu'à dix-huit ; la moitié depuis sept jusqu'à douze, et seulement le huitième pour un enfant de quelques mois. Le tempérament des sujets fait au reste beaucoup varier ces règles qui ne sont qu'approximatives et générales ; les remedes évacuans, par exemple, doivent être prescrits avec précision ; il faut donc toujours consulter les malades pour savoir à quelle dose les purgatifs agissent sur leurs premières voies.

Outre les préparations qu'on introduit dans l'estomac, appelées médicamens internes, il en est encore beaucoup dont les unes sont portées sur quelques organes particuliers (dans les conduits aériens des poumons, dans la bouche, dans le nez, sur les yeux, dans les conduits auditifs, dans l'urètre et dans la vessie, dans le vagin et dans la matrice, dans l'intestin rectum), et les autres sont appliquées sur la peau : on les comprend sous la dénomination générale de remèdes externes.

La facilité avec laquelle la peau absorbe une partie des substances qu'on met en contact avec elle, et les sympathies qui l'unissent aux autres systêmes de l'économie, fournissent le moyen d'employer avantageusement, dans une foule de circonstances, les remèdes à l'extérieur. Cette méthode convient sur-tout dans les affections chroniques, dans les maladies du tissu cellulaire, dans les cas où quelqu'obstacle s'oppose à l'introduction des médicamens dans les voies alimentaires, comme une obstruction au pylore, etc., et sur-tout pour traiter les enfans dont la peau tendre et sensible absorbe avec facilité, et qui n'avalent qu'avec beaucoup de peine tout ce qui frappe désagréablement leurs sens.

Les préparations externes reçoivent pour bases des substances plus ou moins énergiques et dont la plupart sont fondantes, résolutives, purgatives, corrosives, émollientes et calmantes. Leurs excipiens peuvent être l'eau, l'alcool, le vin, le vinaigre, l'huile, l'axonge, la cire, le mucilage, etc. Leur formule n'admet point de correctif, à l'exception de celles qu'on introduit dans l'intérieur de la bouche (*les gargarismes et les collutoires*).

Je n'ai pas cru devoir donner à cette dernière partie de mon recueil autant de développement qu'aux autres. Au lieu d'indiquer, à chaque genre de formule, la dose de la plupart des médicamens dont on peut faire usage, ainsi que je l'ai fait pour les préparations magistrales internes, je me suis contenté de marquer les plus importans ; il est facile de doser ensuite ceux qui sont moins actifs.

Comme il n'est pas fort aisé d'exprimer exactement les anciens poids avec ceux du système décimal, et qu'il peut en résulter des inconvéniens dans la prescription des matières énergiques, je n'ai, dans ce Formulaire, employé que les anciens, auxquels on est accoutumé, et qu'on retrouve dans presque tous les ouvrages français. Chacun, au surplus, pourra se servir, à son gré, des uns ou des autres, en consultant les tables suivantes :

Division des nouveaux poids.

Kilogramme. — Poids de l'eau sous le volume du décimètre cube.

Hectogramme. — 10.e du kilogramme.
Décagramme. — 10.e de l'hectogramme.
Gramme. — 10.e du décagramme.
Décigramme. — 10.e du gramme.
Centigramme. — 10.e du décigramme.

Division des anciens poids.

Livre. — Contient 16 onces.
Once. — Contient 8 drachmes ou gros.
Gros. — Contient 3 scrupules.
Scrupule. — Contient 24 grains.

Conversion des anciens poids en nouveaux.

10 grains.	0,53 grammes.
20	1,06
30	1,59
40	2,12
50	2,66
60	3,19
70	3,72
1 gros.	3,82
2	7,65
3	11,47
4	15,30
5	19,12
6	22,94
7	26,77
8	30,59

1 once.	30,59 grammes.
2	61,19
3	91,78
4	122,38
5	152,97
6	183,56
7	214,16
8	244,75
9	275,35
10	305,94
11	336,53
12	367,14
13	397,73
14	428,33
15	458,91
16	489,51

Conversion des nouveaux poids en anciens.

1 gramme	o. liv.	o. onc.	o. gr.	19 gr.
2	o.	o.	o.	38
3	o.	o.	o.	56
4	o.	o.	1.	3
5	o.	o.	1.	22
6	o.	o.	1.	41
7	o.	o.	1.	60
8	o.	o.	2.	7
9	o.	o.	2.	25
10	o.	o.	2.	44

20 grammes	0. liv.	0 onc.	5 gr.	17 gr.
30	0.	0.	7.	61
40	0	1.	2.	33
50	0.	1.	5.	5
60	0.	1.	7.	50
70	0.	2.	2.	22
80	0.	2.	4.	66
90	0.	2.	7.	38
100	0.	3.	2.	11
200	0.	6.	4.	21
300	0.	9.	6.	32
400	0.	13.	0.	43
500	1.	0.	2.	53
600	1.	3.	4.	64
700	1.	6.	7.	3
800	1.	10.	1.	13
900	1.	13.	3	24
1000	2.	0.	5	35

Nouvelles mesures de capacité pour les liquides.

Décalitre. — 10 décimètres cubes.
Litre. — 1 décimètre cube.
Décilitre. — 10.e du décimètre.

Anciennes mesures de capacité pour les liquides.

Pinte. — Mesure d'une capacité moindre que

le litre, et contenant deux livres en poids de liquide.

Chopine. — Moitié de la pinte.

Demi-septier. — Quart de la pinte.

APPLICATION DES PRÉPARATIONS OFFICINALES ET MAGISTRALES AU CORPS HUMAIN.

1.° *Préparations introduites dans l'estomac.*

Aqueuses. . . . . Tisanes.
Emulsions.
Bouillons.
Eaux minérales.
Apozèmes.
Sucs de végétaux.
Sirops.
Potions.

Acétiques. . . . . Vinaigres.

Alcooliques. . . . . Alcools.
Teintures.
Vins.
Éthers.

Huileuses. . . . . Huiles.

2.° *Préparations appliquées à la peau, soit intègre, soit lésée.*

Gazeuses. . . . . Fumigations.
Vapeurs.

Liquides..................	Bains.
	Fomentations.
	Embrocations.
	Injections.
	Douches.
	Linimens.
	Caustiques liquides.
Molles..................	Cataplasmes.
	Onguens.
Dures..................	Emplâtres.
	Caustiques solides.
Pulvérulentes............	Poudres.
	Sachets.

3.° *Préparations portées sur certains organes.*

Dans la bouche........	Embrocations. (Collutoires et gargarismes.)
	Opiats.
	Vapeurs.
Dans les fosses nasales..	Injections.
	Fomentations.
	Poudres. (Sternutatoires.)
	Onguens.
Dans les bronches.....	Fumigations.
	Vapeurs.

Sur les yeux............	Vapeurs.
	Embrocations. (Collyres.)
	Fomentations.
	Injections.
	Cataplasmes.
	Onguens.
	Poudres. (Collyres secs.)
Dans les conduits auditifs.	Injections.
	Onguens.
Dans l'anus et le rectum.	Injections. (Lavemens.)
	Suppositoires.
Dans l'urètre et la vessie.	Injections.
Dans le vagin..........	Injections.
	Onguens.

CHAPITRE PREMIER.

DES BOISSONS.

La première et la plus simple des préparations magistrales est la boisson : elle se prend pendant tout le cours de la journée. Quelquefois on se borne à choisir des liquides propres seulement à satisfaire la soif.

Ordinairement peu chargée de principes médicamenteux, elle doit encore, autant qu'on le peut, ne pas être désagréable ; en effet, les maladies ne portent-elles à leur suite assez de dégoûts, sans ajouter encore à l'état pénible des malades par l'usage de remèdes répugnans.

Les boissons agissent principalement comme délayantes, diurétiques et sudorifiques ; elles doivent ces trois qualités à l'eau qui forme leur base, et la dernière est sur-tout augmentée lorsqu'on les boit plus ou moins chaudes ; mais on change ou l'on modifie leurs effets, avec les substances employées dans leur préparation.

Leur abus peut affaiblir, et la quantité la

plus commune est d'une pinte, ou deux livres par jour : on peut en augmenter la dose, autant que le réclament les circonstances.

Les tisanes en forment le plus grand nombre : aussi désigne-t-on généralement sous cette seule dénomination leurs différentes espèces ; mais, pour procéder avec méthode, nous devons distinguer :

1.° Les tisanes ;

2.° Les mélanges de l'eau avec les sucs des végétaux, les sels végétaux ou minéraux, les miels, sirops, teintures, ou vins médicamenteux, les différentes espèces de lait ;

3.° Les émulsions ;

4.° Les bouillons ;

5.° Les eaux minérales.

Les tisanes sont des solutions de principes immédiats des végétaux, et se préparent par la macération, la digestion, l'infusion ou la décoction.

La macération consiste à faire séjourner ordinairement, pendant vingt-quatre heures, une certaine quantité d'eau sur le végétal, dont on veut qu'elle dissolve les principes ; il doit toujours avoir des propriétés très-marquées pour pouvoir les communiquer à l'eau froide : tels sont les sommités d'absinthe, la racine de rhubarbe, l'écorce de quinquina, etc. Si l'on aide la macération par une douce chaleur comme celle du soleil ou celle du bain de sable, alors elle prend le nom de digestion.

On obtient l'infusion en versant sur la plante de l'eau bouillante, ou à 60 degrés ; quinze à trente minutes suffisent pour l'opérer. les fleurs et les feuilles sont principalement employées à cette opération.

Par la décoction on soumet le végétal à la chaleur de l'eau, en ébullition, pendant un temps plus ou moins long, mais qui ne se prolonge pas ordinairement au-delà d'une heure. Cette préparation convient sur-tout aux écorces, aux bois et aux racines.

Les simples mélanges de l'eau avec d'autres liquides, ou la dissolution des sels qu'on y joint, sont trop faciles à faire pour qu'il soit nécessaire de les détailler ici.

En général, les diverses parties des plantes doivent être rompues, pour qu'elles soient plus facilement pénétrées par l'eau. Il faut briser les feuilles entre ses doigts : concasser les écorces : râper les bois : gratter les racines et les couper en petits fragmens ; les fleurs seules n'ont besoin d'aucun apprêt de ce genre.

Les émulsions sont des liquides ordinairement laiteux et blanchâtres. Elles sont formées avec une certaine quantité d'huile, tenue en suspension dans l'eau, par le moyen du sucre et d'un mucilage. Les résines peuvent aussi bien que l'huile servir à faire les émulsions ; mais, comme la dose en est toujours très-bornée, ces émulsions doivent être renvoyées à l'article des potions ; nous ne devons parler ici que de celles qui se prennent tout le jour ; on peut recourir, pour préparer cette boisson, à toutes les semences qui, par expression, fournissent de l'huile : mais, les amandes douces, les pistaches et les quatre semences froides, sont presque les seules qu'on emploie. Il faut ajouter encore les huiles fixes et les huiles essentielles.

Quelquefois on fait entrer des poudres, ou des sels, dans les émulsions : mais jamais on ne doit y mettre de matières acides ou spiritueuses ; car elles déterminent une coagulation pareille à celle du lait. En effet, il existe une grande ressemblance entre le lait et une émulsion : l'huile dans cette dernière remplace le beurre, et se trouve divisée par le mucilage, comme le beurre par la partie caséeuse ; cette extrême division de l'huile procure à l'émulsion l'opacité et la blancheur du lait : l'eau représente le sérum : par le repos, elle se sépare de la portion huileuse qui surnage, ainsi que le fait la crême. Enfin, l'émulsion est sujette à s'aigrir, et donne, par sa coagulation, une sérosité trouble, comme le petit-lait qu'on n'a point encore clarifié.

Pour faire une émulsion, on prend des semences émulsives, dépouillées de leurs enveloppes : on les plonge, pendant quelques instans, dans l'eau bouillante, pour en ôter plus facilement la pellicule : on les jette ensuite dans l'eau froide pour les raffermir ; puis on les pile avec plus ou moins de sucre, dans un mortier de marbre, jusqu'à ce que la pâte n'offre plus d'inégalités sous les dents et entre les doigts. On délaye cette pâte dans la moitié de l'eau destinée à l'émulsion : on la passe avec expression ; le résidu, pilé de nouveau, et délayé dans la seconde portion d'eau, est également passé à travers une flanelle ; on réunit les deux produits, et l'on ajoute un ou deux gros d'eau distillée de fleurs d'oranger.

Les bouillons médicinaux se préparent avec la chair de divers animaux, et ne diffèrent qu'en cela des tisanes. On les obtient par la décoction : et, sur la fin de l'opération, lorsque les viandes sont à-peu-près cuites, on ajoute les matières végétales qu'on veut y faire entrer.

Les bouillons doivent être passés à froid, pour en séparer toute la graisse ; on les chauffe ensuite au bain-marie avant de les faire boire aux malades.

Les eaux minérales tiennent naturellement en dissolution de très-petites quantités de gaz, de sels acides, alcalins, métalliques et de sulfures. Divisés en eaux thermales et en eaux froides, on les distingue encore en acidules, salines, ferrugineuses et sulfureuses.

Aujourd'hui les chimistes sont parvenus à imiter exactement toutes ces eaux, et l'on peut les composer presque par-tout. Elles se conservent long-temps dans des bouteilles hermétiquement fermées et placées au frais : à l'exception des sulfureuses qui se décomposent par la précipitation du soufre, et demandent à être prises peu de temps après leur fabrication. Il faut donc diviser aussi les eaux minérales en artificielles ou factices, et en naturelles. Leurs vertus sont absolument les mêmes : et le voyage qu'on est obligé de faire pour aller prendre les dernières sur les lieux, peut seul apporter quelque différence dans leurs effets.

BOISSONS.

Excipient pour toutes les boissons, deux livres d'eau.

CLASSE PREMIÈRE.

BOISSONS STIMULANTES OU TONIQUES.

ORDRE PREMIER.

Boissons toniques, ou stimulantes générales.

ARTICLE I.er *Boissons stimulantes diffusibles.*

Bases.

Ammoniaque, ou alcali volatil, *ammoniacum*, dix à vingt-cinq gouttes, par mélange.

Carbonate d'ammoniaque, ou sel d'Angleterre, *carbonas ammoniacale*, dix à quinze grains, par dissolution.

Muriate d'ammoniaque, ou sel ammoniac, *sal ammoniacum*, demi-gros à un gros (1), par dissolution.

---

(1) Le muriate d'ammoniaque est employé comme fondant, fébrifuge et résolutif. Il

Acétite d'ammoniaque, ou esprit de mendérérus, *acetum ammoniacale*, demi-gros à un gros, par mélange (1).

Correctifs.

Miel, deux onces.

Sucre, *id.*

Sirop de Canelle, une once et demie à trois onces.

— de menthe, *id.*

ART. II. *Boissons stimulantes persistantes.* (Stomachiques, carminatives).

Bases.

Semences de coriandre, *semina coriandri sativi*, un gros à deux gros, par infusion.

— d'angélique, *semina angelicæ*, id., par infusion.

— d'anis, *semina anisi vulgaris*, id., par infusion.

---

entre dans la composition du sirop anti-scorbutique.

(1) L'acétique d'ammoniaque est ordinairement ajouté comme adjuvant aux tisanes (limonades, décoctions sudorifiques, décoction de chicorée, de cerfeuil, etc.) Il en est de même du sel précédent.

— de badiane, *semina illicii anisi*, id., par infusion.

— de fenouil, *semina anæthi fœniculi*, id., par infusion.

— de cumin, *semina cumini*, id., par infusion.

— d'ache, *semina apii graveolentis*, id., par infusion.

— de persil, *semina apii petroselini*, id., par infusion.

— de carotte, *semina dauci vulgaris*, id., par infusion.

Sommité de menthe, *mentha viridis*, id., par infusion.

— mélisse, *melissa officinalis* (1), id., par infusion.

— rosmarin, *rosmarinus officinalis*; id., par infusion.

— basilic, *basilicum*, id., par infusion.

— Sauge, *salvia officinalis*, id., par infusion.

— serpolet, *thymus serpillum*, id., par infusion.

---

(1) On n'emploie que les feuilles de la mélisse, et il faut avoir soin de les recueillir avant la floraison, car passé ce temps elles contractent une odeur très-désagréable de punaise.

— marjolaine, *origanum majorana*, id., par infusion.

— pouliot, *mentha pulegium*, id., par infusion.

— mélilot, *melilotus vulgaris*. id., par infusion.

— thym, *thymus vulgaris*, id., par infusion.

— lavande, *lavendula spica*, id., par infusion.

Fleurs d'arnica, *flores arnicæ*, une once, par infusion.

— de safran, *crocus sativus*, demi-gros à un gros, par infusion.

Écorce de canelle, *cortex cinnamomi*, id., par décoction.

— d'orange, *aurantii*, deux à trois gros, par infusion.

— de limon, *lemonis*, id., par infusion.

— de citron, *citri*, id., par infusion.

Bois de santal, *santalum*, une once, par décoction.

Racines d'angélique, *radix angelicæ*, un gros à deux gros, par décoction.

— de calamus aromaticus, *calami aromatici*, id., par décoction.

— d'arnica, *arnicæ*, id., par décoction.

— de gingembre, *zingiberis*, demi-gros à un gros, par décoction.

Goudron, quatre gros à une once (1), par macération pendant vingt-quatre heures.

Correctifs.

Miel, deux onces.

Sucre, *id.*

Sirop d'ache, une once et demie à trois onces.

— de capillaire, *id.*

— de canelle, *id.*

— de menthe, *id.*

— de mélisse, *id.*

— de millefeuilles, *id.*

— d'écorce d'orange, *id.*

---

(1) On ajoute ordinairement quelques gouttes d'une teinture aromatique, à l'eau de goudron.

Art. III. *Boissons toniques amères* (1) *et aromatiques.* (Fébrifuges, apéritives ou fondantes, dépuratives.)

1.° *Bases amères et aromatiques.*

Fleurs de camomille romaine ou de camomille vulgaire, *flores camomillæ romanæ vel camomillæ vulgaris*, un scrupule par infusion.

Sommités d'absinthe, *arthémisia absinthium*, un scrupule par macération, pendant six heures.

— de chamædris, *chamædris tenerium*, une pincée par infusion.

— de chamæpitis, *chamæpitis lutea*, id. par infusion.

— de petite centaurée, *herba centaurii minoris*, un gros à deux gros, par infusion.

— de houblon, *humulus lupulus*, id. par décoction.

---

(1) Les amers, outre leur qualité fébrifuge, sont encore employés comme fondans et dépuratifs, conjointement avec les anti-scorbutiques et les mercuriaux.

2.° *Bases amères et peu ou point aromatiques.*

Écorce de quinquina, *cortex peruvianus* (1), deux gros à une once, par macération, infusion, décoction.

— de canelle blanche, *cortex cinnamomi albi*, une à deux onces, par macération pendant vingt-quatre heures.

— de cascarille, *cortex eulatérianus*, deux gros, par infusion ou décoction.

— d'angusture, *cortex angusturæ* (2), un gros à deux gros, par décoction.

— de simarouba, *cortex simaroubæ*, deux gros par décoction.

— de saule, *cortex salicis*, id. par décoction.

— de sophore, *cortex sophoræ*, quatre gros à une once, par décoction.

---

(1) On peut obtenir par la fermentation une espèce de bierre avec : quinquina, une partie : miel ou sucre, huit parties ; eau, quatre-vingt-dix à cent parties.

(2) On fait aussi bouillir demi-once d'écorce d'angusture dans une livre d'eau, en ajoutant un peu de noix muscade ; la dose est de deux à quatre cuillerées que l'on étend dans un véhicule approprié.

— de quassia amara, *cortex quassiæ amaræ* (1), un gros, par infusion.

— de tamarisc, *cortex tamarisci gallicæ*, deux gros, par décoction.

Racines de columbo, *radix columbæ* (2), un gros, par infusion.

— de gratiole, *radix gratiolæ* (3), demi-once, par décoction.

— de serpentaire de Virginie, *radix serpentariæ virginianæ*, trois gros, par infusion ou décoction.

— de gentiane, *radix gentianæ rubræ*, un gros à deux gros, par décoction.

---

(1) On emploie aussi en décoction la racine du *quassia amara*. On peut faire infuser pendant douze heures deux gros de l'écorce dans une livre d'eau, et donner a-la-fois une once de cette infusion.

(2) On fait aussi infuser deux gros de racine de columbo dans du vin de Madère, ou bien l'on fait bouillir cette même quantité dans une livre d'eau, et l'on donne par cuillerée à bouche ces deux liqueurs.

(3) Ordinairement on fait infuser de l'anis étoilé dans la décoction chaude de racine de gratiole. On prépare aussi une infusion de la plante fraîche dans du lait.

— de bénoite, *radix cariophillatæ*, une once par infusion ou décoction.

— d'aristoloche, *radix aristolochiæ*, un à deux gros, par décoction.

— de ginseng, *radix ginsing*, une demi once, par décoction.

— d'année, *radix enulæ campanæ*, quatre gros, par décoction.

Feuilles de chicorée sauvage, *cichorium sylvestris*, une once, par décoction.

— de pissenlit, *leontodon taraxacon*, id. par décoction.

— de trèfle d'eau, *menyanthes trifoliata*, id. par décoction.

Racines de patience, *rumex patientia crispus*, id. par décoction.

— de fumeterre, *fumaria officinalis*, id. par décoction.

— de saponaire, *saponaria officinalis*, id. par décoction.

Correctifs.

Miel, deux onces.

Sucre *id.*

Sirop d'absinthe, une once et demie à trois onces.

— de camomille, *id.*

— de cascarille, *id.*

Sirops de chicorée simple, *id.*
— de fumeterre, *id.*
— de quinquina, *id.*
— de simarouba, *id.*

Art. IV. *Boissons toniques astringentes.*
(Styptiques, astringentes.)

1.° *Bases astringentes végétales.*

Feuilles d'aigremoine, *agrimonia eupatoria*; deux à trois pinçées par infusion.
— d'argentine, *argentina pentaphylloïdes*, id. par infusion.
— d'aya pana, *ayapana*, quatre à six onces, par infusion.
— de chou rouge, *brassica rubra*, une poignée, par infusion.
— de pied-de-lion, *alchimilla vulgaris*, deux à trois pincées, par infusion.
— de plantain, *plantago major*, id. par infusion.
— de quinte-feuille, *quinquefolium major*, id. par infusion.
— de salicaire, *salicaria*, deux à trois pincées, par infusion.
— de sanicle, *sanicula europæa*, id. par infusion.
— de tabouret ou bourse-à-berger, *thlassis bursa pastoris*, id. par infusion.

Feuilles de thé, *thea*, id., par infusion.

— de véronique, *veronica*, deux à trois pincées, par infusion.

Sommités d'ortie blanche, *lamium vulgare album*, id. par infusion.

— de pervenche, *pervenca vulgaris*, id. par infusion.

— de pimpernelle, *pimpinella saxifraga*, id. par infusion.

Fleurs de grenadier ou balaustes, *balaustia* (1), deux à six gros, par infusion.

Pétales de bluet, *cyatus segetum*, deux à trois pincées, par infusion.

— de roses rouges ou de provins, *rosa rubra, centifolia* (2), id. par infusion.

Bois de campêche, *lignum campechianum*, quatre gros à deux onces, par décoction.

Écorce de chêne ou tan, *quercus*, un à deux gros, par décoction.

— de noyer, *arbor nuce juglante*, id. par décoction.

---

(1) On emploie de la même manière l'écorce de grenade.

(2) On prépare souvent l'infusion de roses de Provins avec du vin rouge; on n'emploie qu'une livre de vin pour la dose de fleurs indiquée.

Pédicules ou queues de cerises, *cerasus sativus*, deux ou trois pincées, par infusion.

Brou de noix, *nucis cortex viridis*, un à deux gros, par infusion.

Racines de patience, *rumex patientia crispus*, deux à quatre gros, par décoction.

— de bistorte, *bistorta*, un à quatre gros, par décoction.

— de tormentille, *tormentilla*, id. par décoction.

— de garance, *rubia tinctorium*, id. par décoction.

Rouelles de coing, *malus cydonia*, une à deux onces, par infusion ou décoction.

Extrait de cachou, *terra japonica* (2), vingt-quatre grains à un gros, par infusion ou décoction.

Gomme kino, *gummi kino*, un à deux gros, par décoction.

Résine de sang-dragon, *sanguis draconis*, id. par décoction.

2.° *Bases astringentes, acides et martiales.*

Acide muriatique ou du sel marin, *acidum*

---

(1) On ajoute l'extrait de cachou à la décoction de riz.

muriaticum, vingt à quarante gouttes, par mélange.

— nitrique ou de nitre, *acidum nitricum*, demi gros, par mélange.

— sulfurique ou vitriolique, *acidum sulfuricum*, vingt à trente gouttes, par mélange.

Sulfate d'alumine et de potasse, ou alun, *sulfas aluminosus*, six à vingt-quatre grains, par dissolution.

— de fer vert, ou vitriol de fer, *sulfas ferri* (1), demi gros à un gros, par dissolution.

Limaille de fer, *limatura ferri* (2), deux gros à demi-once, par digestion pendant vingt-quatre heures.

Eaux minérales ferrugineuses carbonatées (3).

---

(1) Le sulfate de fer est employé à cette dose comme fébrifuge.

(2) On fait aussi digérer dans le vin blanc la limaille de fer; on peut aussi dissoudre le vitriol de fer dans ce même liquide, et l'on boit l'un ou l'autre en le coupant, soit avec partie égale d'eau simple, soit avec une tisane légèrement amère, comme celle de chicorée sauvage ou autre.

(3) On administre également les eaux miné-

Correctifs.

Miel, deux onces.
Sucre, *idem.*

---

rales ferrugineuses par verres, soit seules, soit coupées avec de bon vin rouge, ou avec une infusion, tantôt amère et tantôt aromatique. Elles sont légèrement astringentes et toniques. Nous joignons ici la composition des plus usitées, telle qu'on l'observe au dépôt des eaux minérales artificielles de Tivoli; chaque bouteille peut contenir environ vingt onces d'eau.

1.° *Eau de* Gisciarelli.

Gaz hydrogène.
Gaz hydrogène sulfuré, très-peu.
Gaz acide carbonique.
Sulfate d'alumine, dix grains.
Sulfate de fer, vingt grains.
Acide sulfurique, six grains.

Cette eau ne doit se boire qu'en petite quantité.

2.° *Eau de Bussang.*

Gaz acide carbonique.
Carbonate de soude, six grains.
Fer dissous par l'eau acidule, un tiers de grain.

Sirop de citron, une once et demi à trois onces.
— De limon, *idem.*
— De chou-rouge, *id.*

3.° *Eau de Chataldon.*

Gaz acide carbonique.
Carbonate de soude, trois grains.
Muriate de soude, *idem.*
Carbonate de magnésie, deux grains.
Fer dissous par l'eau acidule, un tiers de grain.

4.° *Eau de Forges, forte.*

Gaz acide carbonique.
Fer dissous par l'eau acidule, un grain.

L'eau de forge douce contient moitié moins de fer.

5.° *Eau du Mont-d'Or.*

Gaz acide carbonique.
Carbonate de soude, deux gros.
Muriate de soude, un gros.
Sulfate de fer, un grain.

6.° *Eau de Pyrmont.*

Gaz acide carbonique.
Muriate de soude, deux grains.
Carbonate de magnésie, douze grains.

Sirop d'*alleluia* ou d'oseille, *id.*

— de coings, *id.*

— d'épine-vinettes, *id.*

Sulfate de magnésie, huit grains.

Fer dissous par l'eau acidule, un grain.

7.° *Eau de Spa, douce.*

Gaz acide carbonique.

Carbonate de soude, deux grains.

Muriate de soude, demi-grain.

Carbonate de magnésie, quatre grains.

Fer dissous par l'eau acidule, un grain.

L'eau de Spa forte contient le double de fer.

8.° *Eau de Vichy.*

Gaz acide carbonique.

Carbonate de soude, trente-deux grains.

Sulfate de soude, seize grains.

Muriate de soude, quatre grains.

Carbonate de magnésie, demi-grain.

Fer dissous par l'eau acidule, quart de grain.

9.° *Eau de Vals.*

Gaz acide carbonique.

Muriate de soude, douze grains.

Sulfate d'alumine, quart de grain.

Sulfate de fer, demi-grain.

Fer dissous par l'eau acidule, trois-quarts de grain.

Sirop de grenades, *id.*
— de groseilles, *id.*
— de mûres, *id.*
— de vinaigre, *id.*

ORDRE SECOND.

Boissons stimulantes spéciales.

ART. I.er *Boissons stimulantes du système nerveux.*

Bases.

Tous les toniques aromatiques et spiritueux.
Thé vert, *thea* (1), trois ou quatre pincées, par infusion.
Café torréfié, *cafæum arabicum* (2), une once deux onces, par infusion ou décoction.

Correctifs.

Sucre, deux à quatre onces.
Sirops aromatiques, deux à trois onces.

---

(1) Le thé vert est celui dont l'action stimulante sur les nerfs est la plus énergique : le thé bou est au contraire le moins stimulant.

(2) Moins le café est torréfié, plus il est stimulant ; la décoction diminue sa vertu : l'infusion doit être préférée.

Art. II. *Boissons stimulantes du systême lymphatique.* (Anti-scorbutiques fondantes.)

Bases.

Tous les toniques amers.

Carbonate de potasse, alcali fixe végétal, un gros à un gros et demi, par dissolution.

— de soude, alcali fixe minéral, *id.*, par dissolution.

Racine de raifort sauvage, *raphanus rusticanus,* demi-once à une once, par infusion.

Feuilles de véronique, *veronica officinalis*, une once à deux onces, par infusion.

— de beccabunga, *beccabunga*, id., par infusion.

Racine de roseau à balais, *arundo phragmites,* demi-once, par décoction.

Feuilles de passerage, *lepidium iberis* (1), une once à deux onces, par infusion.

— de cochléaria, *cochlearia officinalis*, id., par infusion.

— de cresson, *herba nasturcii*, id., par infusion.

---

(1) Souvent on prépare l'infusion de feuilles de passerage dans le vin. On emploie aussi la racine à la dose de demi-once à une once.

Fleurs de capucine, *cardamindum minus*, deux ou trois pincées, par infusion.
Eaux minérales alcalines gazeuses naturelles ou artificielles (1).

---

(1) On administre les eaux minérales alcalines gazeuses, soit seules, soit coupées avec du vin rouge, ou une tisane tantôt amère, tantôt aromatique. Voici la composition des eaux minérales gazeuses artificielles de Tivoli. Chaque bouteille contient environ vingt onces d'eau.

1.° *Eau d'Aix-la-Chapelle.*

Gaz hydrogène.
Gaz hydrogène sulfuré, très-peu.
Sulfate de soude, vingt grains.
Muriate de soude, neuf grains.

2.° *Eau de Bagnères de Luchon.*

Gaz hydrogène.
Gaz hydrogène sulfuré, très-peu.
Carbonate de soude, trois grains.
Muriate de soude, demi-grain.

3.° *Eau de Barrèges.*

Gaz hydrogène.
Gaz hydrogène sulfuré, très-peu.
Sulfate de soude, seize grains.

Correctifs.

Sirop anti-scorbutique, une once et demie à trois onces.
— de cochléaria, *id.*
— de beccabunga, *id.*
— de cresson, *id.*
Sirops amers.

Muriate de soude, demi-grain.
Matière animale, ou gélatine, vingt grains.

4.° *Eau de Bonnes.*

Gaz hydrogène.
Gaz hydrogène sulfuré, très-peu.
Muriate de soude, trois grains.
Sulfate de magnésie, un grain.
Matière animale, ou gélatine, seize grains.

5.° *Eau de Cotterêts.*

Gaz hydrogène.
Gaz hydrogène sulfuré, très-peu.
Sulfate de soude, deux grains.
Muriate de soude, un grain.

6.° *Eau d'Enghien.*

Gaz hydrogène.
Gaz hydrogène sulfuré, très-peu.
Muriate de soude, tiers de grain.

Art. III. *Boissons stimulantes du système dermoïde* (1). (Diaphorétiques, sudorifiques.)

Bases.

Semences de lentille, *lens vulgaris*, deux onces, par décoction.

Fleurs de sureau, *sambucus nigra*, deux à trois pincées, par infusion.

Carbonate de magnésie, tiers de grain.
Sulfate de magnésie, deux grains.

7.° *Eau sulfureuse alcaline de Naples.*

Gaz hydrogène.
Gaz hydrogène sulfuré, très-peu.
Gaz acide carbonique.
Carbonate de soude, dix grains.
Carbonate de magnésie, six grains.

8.° *Eau de Balaruc.*

Gaz acide carbonique.
Muriate de soude, cent vingt grains.
Carbonate de magnésie, un grain.

---

(1) Toutes les boissons prises chaudes excitent la transpiration et la sueur, sur-tout lorsqu'elles sont légè ement acidulées, soit avec un sirop acide, soit avec un peu d'acide acétique.

Pétales de coquelicot, *papaver rubrum*, id., par infusion.

Muriate de magnésie, trente-six grains.
Muriate de chaux, dix-huit grains.

9.° *Eau de Bourbonnes.*

Gaz acide carbonique.
Muriate de soude, soixante-douze grains.
Sulfate de magnésie, dix-huit grains.
Acide sulfurique, trois grains.

10.° *Eau de Coutrexville.*

Gaz acide carbonique.
Carbonate de chaux, quatre grains.
Acide sulfurique, deux grains.

11.° *Eau de Gurgitelli.*

Gaz acide carbonique.
Carbonate de soude, deux gros.
Muriate de soude, neuf grains.
Carbonate de magnésie, deux grains.

12.° *Eau de Lamotte.*

Gaz acide carbonique.
Sulfate de soude, seize grains.
Muriate de soude, trente-six grains.
Carbonate de magnésie, trois grains.
Acide sulfurique, cinq grains,

Fleurs de scabieuse, *scabiosa arvensis*, trois à quatre pincées, par infusion.

13.° *Eau de Plombières.*

Gaz acide carbonique.
Carbonate de soude, un grain et demi.
Sulfate de soude, un grain et demi.
Muriate de soude, un grain.

14.° *Eau de Seltz forte.*

Acide carbonique.
Carbonate de soude, quatre grains.
Muriate de soude, vingt-quatre grains.
Carbonate de magnésie, deux grains.
— L'eau de Seltz douce n'en diffère que par l'acide carbonique qu'on y fait entrer, et que l'on obtient par la voie sèche au lieu de la voie humide. Extrait ainsi par le feu, il est mêlé de gaz hydrogène.

15.° *Eau alcaline minérale Soda-Water.*

Gaz acide carbonique.
Carbonate de soude, trois gros.

16.° *Eau alcaline végétale.*

Gaz acide carbonique.
Carbonate de potasse, trois gros.

Feuilles de scordium, *scordium officinale*, une poignée, par décoction.

— de bourrache, *borrago officinalis*, cinq à six poignées, par décoction ou infusion.

— de chardon-béni, *culcus sylvestris* (1), un gros à deux gros, par infusion.

Bois de gayac, *lignum guayacum*, demi-once à une once, par décoction.

— de sassafras, *saxafras*, id., par infusion.

Racines d'aunée, *enula campana* (2), deux à quatre gros, par décoction.

— de dompte-venin, ou asclépiade, *asclepias vincetoxicum* (3), id., par décoction.

— de bardane, *bardana*, une once à une once et demie, par décoction.

— de contrayerva, *contrayerva*, deux à quatre gros, par décoction.

— de scorsonère, *scorzonera hispanica*, une once, par décoction.

— de canne de Provence, *arundo donax*, deux à quatre gros, par décoction.

---

(1) On prépare souvent l'infusion de chardon-béni avec le vin.

(2) On fait une infusion vineuse avec la décoction de racine d'aunée.

(3) On prépare également la décoction de racine d'asclépiade avec le vin.

— de salsepareille, *salsaparilla* (1), une once à deux onces, par décoction.

— de squine, ou esquine, *radix chinæ*, id., par décoction.

— de badiane, *ilicium anisum*, deux à six gros, par décoction.

Eaux minérales sulfureuses naturelles ou artificielles (2).

Correctifs.

Miel, deux onces.

Sucre, *id.*

---

(1) La salsepareille passe pour être le plus puissant des quatre grands sudorifiques. Souvent on les réunit tous les quatre à la dose indiquée : on fait deux décoctions successives avec le gayac, chacune dans une livre d'eau. On fait d'autre part bouillir la squine et la salsepareille dans une troisième livre d'eau ; on réunit les trois décoctions, et l'on y fait infuser le sassafras.

(2) Elles se prennent par verre, seules ou coupées avec une tisane appropriée. On les divise en eau sulfureuse forte et eau sulfureuse faible suivant la quantité de gaz hydrogène sulfuré dont elles sont chargées.

Sirop de bourrache, une once et demie à trois onces.

— de buglosse, *id.*

— de salsepareille, *id.*

Sirops acides, *id.*

Sirops aromatiques, *id.*

ART. IV. *Boissons stimulantes du système bronchique.* (Expectorans).

Bases.

Feuilles d'ortie blanche, *lamium album*, deux ou trois pincées, par infusion.

— d'hysope, *hyssopus officinalis*, id., par infusion.

— de véronique, *veronica officinalis*, id., par infusion.

— d'érysimum, *erysimum officinale*, demi-poignée, par infusion.

— d'aigremoine, *agrimonia eupatoria*, id., par infusion.

— de capillaire, *capillus veneris*, id., par infusion.

Fleurs de stéchas arabique, *stechas arabica*, id., par infusion.

— de lierre terrestre, *hedera terrestris*, id., par infusion.

Racine de polygala de Virginie, *polygala Se-*

nega un à deux gros, par infusion ou décoction.

— de polygala amère, *polygala amara*, quatre gros à une once, par décoction.

Correctifs.

Miel, deux onces.

Sucre, *id.*

Oxymel scillitique, une once et demie à trois onces.

Sirops de tolu, *id.*

— de benjoin, *id.*

— de lierre terrestre, *id.*

— d'hysope, *id.*

— d'ortie-grièche, *id.*

— de capillaire, *id.*

Sirops acides, *id.*

Art. V. *Boissons stimulantes des tuniques intestinales* (1).

(Cathartiques, drastiques, anthelmintiques).

1.° *Bases laxatives.*

Miel, *mel*, quatre onces, par dissolution.

---

(1) Les substances amères et les astringentes sont aussi des stimulans spéciaux des tuniques intestinales, ainsi que les eaux minérales acidules, alcalines et ferrugineuses.

Pulpe de tamarins, *pulpa tamarindi*, une à deux onces, par décoction.

— de myrobolans, *myrobolani*, deux gros, par infusion.

— de casse, *pulpa cassiæ*, une à deux onces, par dissolution.

Baies de nerprun, *rhamni cathartici*, vingt par décoction.

Pruneaux, *prunus domestica*, quatre à huit onces, par décoction.

Lait de beurre, *serum* (1).

Correctif.

Miel, une once à deux onces.

2.° *Bases cathartiques* (2).

Sulfate de potasse, *sulfas potassæ*, sel Duo bus, une once à une once et demie, pa dissolution.

(1) Le petit-lait se prend par verre édulco ou non avec le miel, mais sans addition d'eau.

(2) Tous ces différens sels ne doivent se di soudre que dans une livre d'eau seulement; les unit à doses moins fortes avec d'autres pu gatifs, ce qui forme les médecines composée ainsi qu'on le verra au chapitre des apozèmes

— de soude, — *sodæ*, sel de Glauber, *id.*, par dissolution.

— de magnésie, — *magnesiæ*, sel de Sedlitz, *id.*, par dissolution.

Muriate de potasse, *murias potassæ*, sel fébrifuge de Sylvius, *id.*, par dissolution.

— de soude, — *sodæ*, sel marin, demi-once à une once, par dissolution.

Tartrite de potasse, *tartris potassæ*, sel végétal, une once à une once et demie, par dissolution.

— acidule de potasse, — crême de tartre soluble (1), *id.*, par dissolution.

— acidule de potasse et de soude, — sel de Seignette, *id.*, par dissolution.

Feuilles de tabac, *folia nicotianæ*, une once, par décoction.

Racine de rhubarbe, *radix rhabarbari*, deux gros, par macération ou décoction.

— de rapontic, — *rumicis alpini*, demi-once, par décoction.

---

(1) Tous les sels purgatifs doivent se dissoudre dans l'eau tiède ; mais il faut employer l'eau bouillante pour la crême de tartre, qui est deux fois plus soluble à chaud qu'à froid. Elle ne doit cette solubilité qu'à l'addition d'un hui-

Eau de Sedlitz (1).

Correctif.

Miel, une once à deux onces.

4.° *Bases drastiques anthelmintiques.*

Mercure, *hydrargirum* (1), une livre, par décoction.

Fleurs de pêcher, *amydali persicæ flores*, trois ou quatre pincées, par infusion.

— de tanaisis, *tanacetum vulgare luteum*, demi-once, par infusion.

Racine de mûrier blanc, *morus alba*, trois à quatre gros, par décoction.

---

tième d'acide boracique qu'on y fait entrer pendant sa préparation.

(1) On fait prendre ordinairement l'eau de Sedlitz après avoir administré une once du même sel, ou un apozême purgatif. Elle contient :

Acide carbonique.

Sulfate de magnésie, deux onces.

Carbonate de magnésie, quelques grains.

(2) Le mercure bouilli dans l'eau passe pour donner à ce liquide une qualité légèrement vermifuge. Plusieurs autres métaux, le fer, l'étain, le bismuth, l'antimoine, le manganèse, sont dans le même cas. On ne fait plus au reste usage de ces décoctions métalliques.

— de fougère mâle, *radix filicis maris* (1), quatre gros à une once, par décoction.

Coraline, ou mousse de Corse, *converva helmentocorton* (2), une once, par décoction.

Santoline, *semen contra*, id., par infusion.

Cevadille, *Semen sabadilli* (3), id., par infusion.

Correctif.

Miel, une à deux onces.

ART. VI. *Boissons stimulantes du systême urinaire.* (Diurétiques).

Bases.

Feuilles de pariétaire, *parietera officinalis*, une poignée, par infusion.

— de scolopendre, *scolopendria vulgaris*, id., par infusion.

---

(1) On prépare aussi la décoction de racine de fougère avec du vin ou même du lait.

(2) On fait aussi bouillir la mousse de Corse dans du lait au lieu d'eau.

(3) *Voyez* au chapitre des poudres, les traitemens anthelmintiques les plus en usage, et dont la fougère et la cevadille font une partie.

— de digitale pourprée, *digitalis purpurea*, deux gros, par infusion.

— de grande chélidoine, *chelidonium majus*, une poignée, par infusion.

Racines d'ache, *apium graveolens*, quatre gros à une once, par décoction.

— d'arrête-bœuf, *ononis spinosa*, id., par décoction.

— d'asperge, *asparagus officinalis*, id., par décoction.

— de chardon-rolland, *oryngium campestre*, id., par décoction.

— de chicorée chauvage, *cicorium sylvestre*, id., par décoction.

— de dompte-venin, *vincetoxicum*, id., par décoction.

— de fenouil, *anæthum fœniculum*, id. par décoction.

— de fraisier, *fragaria vesca*, id., par décoction.

— de cerfeuil, *scandix cerefolium*, id., par décoction.

— de bardane, *bardana*, id., par décoction.

— de garance, *rubia tinctorum*, id., par décoction.

— de persil, *apium petroselinum*, id., par décoction.

— de petit-houx, *ruscus*, id., par décoction.

— de pissenlit, *leontodon taraxacon*, id., par décoction.

— de pareira brava, *pareira brava*, deux à quatre gros, par décoction.

— de raisin d'ours (1), *uva ursi*, quatre gros, par décoction.

— de saxifrage, *saxifraga granulata*, id., par décoction.

Baies de genièvre, *baccæ juniperi*, id., par infusion.

— d'alkékenge, *physalis alkekengi*, id., par infusion.

Nitrate de potasse, nitre, douze à vingt-quatre grains, par dissolution.

Cochenille, demi-gros à un gros, par infusion.

Écrevisses (1), huit ou dix, par infusion.

Correctifs.

Miel, deux onces.

Oxymel scillitique, *id.*

---

(1) On emploie la feuille de raisin d'ours à la même dose que la racine.

(2) On pile les écrévisses dans un mortier de bois, et on les fait ensuite infuser.

Sucre, *id.*
Sirops d'ache, une once et demie à trois onces.
— de bourrache, *id.*
— de capillaire, *id.*
— de citron, *id.*
— de groseille, *id.*
— de vinaigre, *id.*
— d'oseille, *id.*
— des cinq racines apéritives, *id.*

ART. VII. *Boissons stimulantes du système générateur.* (Emménagogues).

Bases.

Sommités de matricaire, *matricaria parthenium*, une pincée, par infusion.
— de rhue, *folia rutæ*, une petite pincée, par infusion.
Fleurs d'armoise, *arthemisia vulgaris* (1), une pincée, par infusion.
— de safran, *crocus sativus*, id., par infusion.
Feuilles de sabine, *folia sabinæ*, vingt-quatre grains à un gros, par infusion.

---

(1) On prépare l'infusion d'armoise avec du vin blanc, et l'on ajoute une once de teinture de mars tartarisée, et autant d'eau distillée de canelle.

Racine d'aristoloche ronde ou longue, *aristolochia longa vel rotunda*, deux à trois gros, par décoction.

Correctifs.

Miel, deux onces.
Sucre, *id.*
Sirops d'armoise, *id.*
— de safran, *id.*
— de myrrhe, *id.*

Outre quelques tisanes qui se préparent ordinairement avec du vin, et que j'ai mentionnées dans les notes, toutes les boissons stimulantes peuvent s'obtenir de la même manière. Cette méthode est fort utile dans les hôpitaux, où les malades, depuis long-temps exténués par la misère et la fatigue, ont besoin d'user de remèdes très-fortifians. On n'emploie seulement alors qu'une livre de vin rouge ou blanc; et l'on coupe la boisson avec moitié d'eau.

CLASSE SECONDE.

BOISSONS SÉDATIVES OU ATONIQUES.

ORDRE PREMIER.

Boissons sédatives générales.

ART. I.er *Boissons peu ou point aromatiques.*
(Délayantes).

Bases.

Feuilles d'aroche, ou bonne-dame, *atriplex hortensis*, une poignée, par décoction.
— d'épinard, *spinacia vulgaris*, id., par décoction.
— d'oseille, *acetosa oxalis*, id., par décoction.

Fleurs de buglosse, *buglosum vulgaris*, deux ou trois pincées, par infusion.
— de bouillon blanc, *verbascum thapsus*, id., par infusion.
— de chèvre-feuille, *caprifolium*, id., par infusion.
— de pied-de-chat, *hispidula*, id., par infusion.
— de violette, *viola*, id., par infusion.

Sommités de verveine, *verbena officinalis*, id., par infusion.

Semences de psillium, *plantago psillium*, id., par infusion.

Pétales d'œillet, *cariophyllus hortensis*, id., par infusion.

— de lys, *lilium album*, id., par infusion.

— de roses, *rosa centifolia*, id., par infusion.

Pommes de reinette, *pyrus malum*, deux, par décoction.

Navet, *napus* (1), une douzaine, par décoction.

Racines de chiendent, *triticum repens* (2), une once, par décoction.

---

(1) On ajoute ordinairement quelques oignons blancs.

(2) On gratte la racine de chiendent, et on la fait bouillir pendant quelques minutes. Cette première décoction enlève l'âcreté de la pellicule qui recouvre la racine ; elle doit être jetée. On prolonge davantage la seconde décoction qui se charge du principe sucré du chiendent ; on réunit souvent cette racine avec celles de réglisse, de fraisier, de guimauve, et de chicorée sauvage.

— de réglisse, *glycyrrhiza glabra*, id., par décoction.

Suc de réglisse, — une once, par dissolution.

Correctifs.

Miel, deux onces.

Sucre, *id.*

Sirops de cerises, deux à trois onces.

— de citron, *id.*

— d'épine-vinette, *id.*

— de framboise, *id.*

— de grenade, *id.*

— de groseilles, *id.*

— de guimauve, *id.*

— d'hysope, *id.*

— de lierre terrestre, *id.*

— de limon, *id.*

— de marrhube blanc, *id.*

— de mûres, *id.*

— de navet, *id.*

— d'œillet, *id.*

— d'oseille, *id.*

— d'écorce d'orange, *id.*

— d'orgeat, *id.*

— de pied-de-chat, *id.*

— de pommes, *id.*

— de pourpier, *id.*

Sirops de stéchas arabique, deux à trois onces.
— de tussilage, *id.*
— de violettes, *id.*

ART. II. *Boissons sédatives acides.*
(Rafraîchissantes).

Acide muriatique, ou du sel marin, *acidum muriaticum*, dix à quinze gouttes, par mélange.
— nitrique, ou du nitre, — *nitricum*; vingt-cinq gouttes, par mélange.
— sulfurique, ou vitriolique, — *sulfuricum*, dix ou douze gouttes, par mélange.
— phosphorique, ou du phosphore, — *phosphoricum*, quinze à vingt gouttes, par mélange.
— oxalique, ou de l'oseille, — *oxalicum*, dix à douze grains, par dissolution.
— tartarique, ou du tartre, — *tartaricum*, id., par dissolution.
— citrique, ou de citron, — *citricum*, id., par dissolution.
— acétique, ou vinaigre, — *aceticum*, une once (1), par mélange.

---

(1) L'acide acétique, étendu d'eau jusqu'à une agréable acidité et édulcoré avec le miel, forme l'oxycrate.

Oxalate acidule de potasse, ou sel d'oseille, *oxalas acidulus potassæ*, vingt-quatre à trente-six grains (1), par dissolution.

Sucs de citron, *malum citri* (2), deux onces, par mélange.

— de limon, *lemo*, id., par mélange.

— d'orange, *malum aurantiorum*, quatre à six onces, par mélange.

— de groseilles, *baccæ ribium rubrorum*, id., par mélange.

— de cerises, *cerasus*, id., par mélange.

— de framboises, *framboesia*, id., par mélange.

(1) L'oxalate acidule sert à former la limonade sèche de *Fuscio*, composée ainsi qu'il suit : oxalate acidule de potasse, en poudre, trois gros. — Sucre en poudre, une livre. — Huile essentielle d'écorce de citron, huit gouttes. — On fait dissoudre une once de ce mélange dans deux livres d'eau.

(2) Quelquefois on mêle les sucs de fruits avec une infusion aromatique, et l'on y ajoute une certaine quantité de vin, d'alcool ou de teinture : cette boisson, fort agréable pour le malade, et qui se rapproche du punch, est surtout en usage en Angleterre sous le nom de *negus*.

— de fraises, *fragaria vulgaris*, id., par mélange.

— de cassis, *baccæ ribesium nigrorum*, id., par mélange.

— de mûres, *morus nigra*, id., par mélange.

— d'épine-vinette, *berberis*, id., par mélange.

Petit-lait, *serum* : on le boit seul par verre.

Les mêmes *correctifs* que dans l'article précédent.

Art. III. *Boissons sédatives émulsives.* (Délayantes.)

Bases.

Semences froides de melon, *semina melonis* (1), deux à quatre onces, par trituration.

— de concombre, *cucumeris*, id., par trituration.

— de courge, *cucurbitæ*, id., par trituration.

— de citrouille, *citrulli*, id., par trituration.

---

(1) Il y a aussi quatre petites semences froides, qui sont celles d'endive, de laitue, de pourpier et de chicorée. On n'emploie que les quatre grandes réunies.

Amandes douces, *amygdalæ dulces*, id., par trituration.

Avelines, *avellanæ*, id., par trituration.

Pistaches, *pistacia vera*, id, par trituration.

Amandes de pignon doux, *nuclei pinei*, id., par trituration.

Correctif.

Sucre, deux onces.

ART. IV. *Boissons sédatives lactées.* (Incrassantes).

Bases.

Lait de vache, *lac vaccæ.*
— de chèvre, — *capræ.*
— de jument, — *equinæ.*
— d'ânesse, — *asinæ.*
— de femme, — *mulieris.*
— de poule, — *ovi* (1).

Correctifs.

Sucre, deux onces.
Miel, *id.*

---

(1) On forme le lait-de-poule en délayant deux jaunes d'œuf dans deux livres d'eau ; on ajoute du sucre et un peu d'eau de fleurs d'oranger. Cette boisson est une véritable émulsion formée par l'huile et le mucilage contenus dans le jaune d'œuf.

ORDRE SECOND.

Boissons sédatives spéciales.

Art. I.er *Boissons sédatives du système nerveux.* (Calmantes, anodines, antispasmodiques, narcotiques).

Feuilles de digitale pourprée, *digitalis purpurea*, deux ou trois pincées, par infusion.

Tiges de douce amère, *herba dulcamaræ* (1), quatre gros, par infusion.

Feuilles de morelle, *solanum nigrum*, dix à douze feuilles, par infusion.

— d'oranger, *folia aurantiorum*, deux ou trois pincées, par infusion.

Têtes de pavot, *papaver somniferum*, trois, par décoction.

Fleurs de tilleul, *tilia europæa*, deux à trois pincées, par infusion.

— de caille-lait jaune, *gallium verum*, id., par infusion.

— de chèvre-feuille, *caprifolium*, id., par infusion.

---

(1) On coupe l'infusion de feuilles de douce-amère avec du lait.

— de muguet, *lilium convallium*, id., par infusion.

Racine de pivoine, *pœonia officinalis*, demi-once à une once, par décoction.

— de valériane, *valeriana phu*, un à quatre gros, par décoction dans des vaisseaux fermés.

Musc, *moschus* (1), dix à quinze grains, par trituration.

Correctifs.

Sucre, deux onces.

Miel, *id.*

Sirops de coquelicot, une once et demie à trois onces.

— de cynoglosse, *id.*

— de nymphæa, *id.*

— de pavot blanc, *id.*

— de fleurs d'oranger, *id.*

— de fleurs de pivoine, *id.*

— de chèvre-feuille, *id.*

---

(1) On ajoute quelques onces d'eau de rose ou de miel rosat à l'eau musquée.

ART. IV. *Boissons sédatives du système bronchique.* (Béchiques, pectorales).

Bases.

Gomme arabique, *gummi mimosiæ niloticæ*; une once, par dissolution.

— adraganthe, *gummi astragali tragacanthi*, deux gros, par trituration.

— d'abricotier, ou de pays, *gummi armeniacæ malæ*, une once, par dissolution.

— lichen d'Islande, *muscus Islandicus* (1), demi-once, par décoction.

— lichen pulmonaire, *lichen pulmonarius*, id., par décoction.

Fleurs de mauve, *malvæ flores*, une poignée, par infusion.

Racine de guimauve, *radix altææ*, une once, par décoction.

— jujubes, *jujubæ* (2), une vingtaine, par décoction.

---

(1) On fait bouillir pendant quelques minutes le lichen pulmonaire, et l'on jette cette première décoction qui est chargée d'amertume : on emploie la seconde. Il en est de même du lichen pulmonaire.

(2) On n'édulcore point les décoctions de

— Sébestes, *sebestinæ*, id., par décoction.

— dattes, *dactyli*, une douzaine, par décoction.

— figues, *fici*, six ou huit, par décoction.

Raisin de Corinthe, *uva Corinthi*, une à deux onces. par décoction.

Pruneaux, *prunus domestica*, une douzaine, par décoction.

Semences de lin, *linum vulgare* (1), une pincée, par décoction.

— de coing, *semina mali cydoniæ*, un à deux gros, par décoction.

— d'orge, *semina ordei* (2), demi-once, par décoction.

---

jujubes, sébestes, dattes, figues, raisins, pruneaux; elles sont assez sucrées par elles-mêmes.

(1) On réunit souvent les racines de chiendent, de guimauve et de nénuphar à la graine de lin.

(2) L'orge dépouillé de sa partie corticale est appelé orge mondé. En lui faisant subir une mouture grossière, il prend le nom d'orge grué, et celui d'orge perlé lorsqu'on lui donne une forme sphérique. On ne doit se servir que de la seconde décoction de l'orge.

Semences d'avoine, ou gruau, *avena* (1), id., par décoction.

— de riz, *oriza sativa*, id., par décoction.

— salep, *radix orchis* (2), id., par décoction.

— sagou, *circas circinalis*, id., par décoction.

Maigre de veau, *musculus vituli* (3), quatre onces, par décoction.

Mou de veau, *pulmo vituli*, id. par décoction.

Chair de poulet, *pullina*, huit onces, par décoction.

Cuisses de grenouille, *rana*, douze, par décoction.

Chair de tortue, *testudo*, quatre onces, par décoction.

---

(1) Le gruau est l'avoine dépouillée de sa partie corticale. On la fait quelquefois bouillir avec le bois de santal et la racine de chicorée sauvage : on ajoute douze grains de nitre.

(2) On emploie plutôt le salep et le sagou comme nourriture, en y ajoutant du sucre et un aromate.

(3) On ajoute presque toujours au bouillon de veau des feuilles d'oseille, de cerfeuil, des navets et des oignons blancs : souvent aussi l'on prépare un bouillon avec les herbes seules, sans y ajouter de viande.

Limaçons de vigne, *limax* (1), douze ou quinze, par décoction.

Correctifs.

Miel, deux onces.
Sucre, *id.*
Sirops des trois fruits, une once et demie a trois onces.
— de guimauve, *id.*
— de jujubes, *id.*
— d'orgeat, *id.*
— de pommes, *id.*
— de stéchas arabique, *id.*
— de gomme, *id.*

---

(1) On lave d'abord les escargots dans de l'eau fraîche : on les pile ensuite pour en separer les coquilles, puis on les jette dans l'eau chaude, et on les agite pendant quelque temps pour enlever la matière visqueuse dont ils sont enduits. On fait ensuite un bouillon suivant les procédés ordinaires.

On prépare encore deux bouillons, l'un avec quatre onces de chair de vipère, l'autre avec dix ou douze écrevisses pilées dans un mortier de bois. Ces deux bouillons sont légèrement fortifians.

Sirops de tortue, *id.*
— de groseilles, *id.*
— de nymphea, *id.*
— de navets, *id.*
— de violettes, *id.*
— de pourpier, *id.*
— de limaçons, *id.*
— de mou de veau, *id.*

Outre les boissons que nous venons d'indiquer, ou peut en obtenir encore d'autres, en mêlant directement à l'eau des vins, des vinaigres, des teintures, des miels, des sirops et des sucs de plantes. Nous en parlerons aux différens chapitres de ces préparations.

CHAPITRE II.

DES APOZÈMES.

Les apozèmes ne sont autre chose que des boissons très-chargées de principes médicamenteux; par conséquent très-désagréables au goût, et que l'estomac des malades a souvent peine à supporter. On les employait beaucoup autrefois dans le traitement des affections chroniques: mais leur usage est moins fréquent aujourd'hui. En effet, ces mélanges s'éloignent de la simplicité qui convient aux formules. Les apozêmes purgatifs, vulgairement appelés *médecines*, sont les seuls dont on devrait se servir : tandis qu'on en prépare avec les toniques amers, astringens, anti-scorbutiques, sudorifiques et diurétiques. Si toutefois on veut recourir à ce genre de prescriptions, voici la règle générale qui les rendra toutes assez faciles à formuler.

On cherchera dans le chapitre I.er, parmi les amers, astringens, anti-scorbutiques, sudorifiques et diurétiques la substance végétale qu'on veut employer : elle doit être à la même dose que pour les boissons ; mais, au lieu de deux livres d'eau, il n'en faut mettre qu'une demi-livre. De plus, on soumettra le végétal à la décoction, pour qu'il donne plus de principes médicamenteux à l'eau : excepté lorsqu'il en contient de volatils, comme la racine de raifort, etc. : alors on le traite par l'infusion dans des vaisseaux clos, jusqu'à parfait refroidissement de la liqueur.

On peut aussi ajouter à la même quantité d'eau une ou deux onces de sucs exprimés de plantes, ou même y délayer un gros d'extrait. Voyez pour le choix des sucs et des extraits le septième chapitre.

Lorsqu'on a, par l'un de ces trois procédés, réuni la base et l'excipient de l'apozème, on peut y mettre, comme adjuvant, une teinture, ou bien un vin médicamenteux, à la dose indiquée dans le chapitre troisième, pour chacune de ces préparations pharmaceutiques. Dans un apozème purgatif on fait dissoudre deux onces de manne, de pulpe de tamarin, de pulpe de casse, etc.; ou bien une once de l'un des sels purgatifs de l'article cinq du premier chapitre (1). Si l'on veut, on peut y réunir une once et demie de manne, et demi-once de l'un des sels; enfin, l'on peut ajouter aussi une demi-once de miel ou de sirop : mais ils

---

(1) Au lieu de purger avec un *apozème*, on peut donner une once de l'un des sels, que l'on fait fondre dans deux tasses d'eau tiède avec du miel, ou bien deux à trois onces de manne que l'on fait dissoudre dans la même quantité d'eau ou de lait, par la décoction : on passe la liqueur avant de la prendre : on laisse une demi-heure d'intervalle entre les deux doses, et l'on boit à chaque quart-d'heure une tasse de bouillon aux herbes ou d'infusion de camomille, jusqu'au moment où le purgatif produit son effet.

ne sauraient déguiser le mauvais goût du mélange : et, je le répète, à l'exception de l'apozème purgatif, les autres ne devraient pas être employés.

On divise l'apozème ordinairement en deux doses, qui doivent être de la valeur d'une tasse chacune, et que l'on fait prendre, tièdes, à jeun.

Exemple d'un apozème purgatif.

Faites bouillir deux gros de follicules de séné dans une demi-livre d'eau ;
Faites dissoudre dans la décoction : manne en larmes, une once et demie ;
Sulfate de soude, demi-once ;
Ajoutez sirop de chicorée, demi-once.

A partager en deux doses, que l'on boira le matin, à une demi-heure de distance l'une de l'autre.

CHAPITRE III.

DES ALCOOLS, DES TEINTURES, DES VINS ET DES VINAIGRES MÉDICAMENTEUX.

Les alcools medicamenteux comprennent tous

les liquides, autrefois désignés sous les noms d'eaux, de liqueurs spiritueuses, d'esprits, d'essences, de quintessences, etc. Ce sont des solutions incolores de parties volatiles et aromatiques dans l'alcool. On choisit pour les préparer un alcool de vingt à vingt-cinq degrés, dans lequel on fait macérer les substances dont on veut extraire les principes; et l'on retire la liqueur par distillation.

On prépare aussi de la même manière des éthers médicamenteux.

Les teintures, parmi lesquelles on peut ranger les élixirs, diffèrent des alcools par la couleur plus ou moins foncée que leur donnent les substances fixes dont elles sont chargées.

C'est également par la macération ou la digestion qu'on les obtient; mais au lieu de les distiller, on se contente de les filtrer au papier. C'est avec un alcool de vingt à vingt-cinq degrés qu'on doit faire les teintures; car s'il était plus fort, par exemple à trente-cinq, il ne dissolverait que les principes résineux de la substance que l'on fait macérer, au lieu qu'il se sature également des principes solubles dans l'eau, lorsque sa partie spiritueuse est moins abondante; au reste, la nature du végétal détermine la force du dissolvant à employer. Les vins contenant moins de spiritueux que l'alcool, doivent à proportion dissoudre beaucoup moins de partie résineuse, mais beaucoup plus des autres; aussi les vins de liqueurs sont-ils préférables à cause de leur plus grande force.

La préparation des vins médicamenteux est la même que celle des teintures; le vin rouge, le vin blanc, et même la bierre, y sont employés.

On peut encore les composer en ajoutant une partie d'alcool, ou de teinture, sur quinze parties de vin. Ce procédé, qu'on doit à *Parmentier*, est d'une exécution facile, et pour cela très-commode dans les hôpitaux; cependant, malgré les avantages qu'il offre, sur-tout celui d'assurer la conservation des vins, la méthode de les préparer par la macération, ou la digestion, est peut-être préférable.

L'acide acétique, de même que le vin et l'alcool, dissout les matières extractives et colorantes des végétaux. Quelquefois on fait les vinaigres par la distillation, ainsi que les alcools . et, dans ce cas, ils sont incolores. Mais ordinairement leur fabrication est la même que celle des teintures. Le meilleur procédé, dans ces diverses opérations, est toujours de traiter la même base à deux reprises différentes : chaque fois, avec la moitié seulement du menstrue, et de réunir ensuite les deux produits pour les filtrer ensemble.

Les alcools sont assez énergiques, et ne s'administrent guère qu'à la dose d'un demi-gros à un gros. Les teintures se prescrivent en général, depuis un demi-gros jusqu'à demi-once. On peut donner depuis une jusqu'à plusieurs onces des vins médicinaux, suivant leur action; et deux gros à une once des vinaigres. Ces derniers ne se prennent jamais seuls à cause de leur acidité. Les uns et les autres s'unissent avec du sucre, du miel, un sirop, une eau distillée; ils entrent dans la composition des mixtures, des potions, des juleps; ils peuvent également former des boissons, en les mêlant à deux livres d'eau simple dans la proportion: d'un demi-gros à un gros pour les alcools; de deux gros à une once pour les teintures et les vinaigres, et de deux à quatre onces pour les vins.

Toutes ces préparations plus ou moins toniques, amères et aromatiques, présentent diverses autres propriétés, suivant la nature de leurs bases. Toutes se conservent parfaitement, et se trouvent toutes prêtes dans les officines. Aussi n'a-t-on jamais besoin de les formuler. Il me suffira donc d'indiquer ici la dose qu'on peut ordonner pendant les vingt-quatre heures de chacune d'elles, sous quelque forme que ce soit.

CLASSE PREMIÈRE.

TONIQUES OU STIMULANS.

ORDRE PREMIER.

Toniques ou stimulans généraux.

ART. I.er *Stimulans aromatiques.* (Stomachiques, carminatifs).

Esprits ou alcools.

D'anis, demi-gros à un gros.
D'angélique, *id.*
De badiane, *id.*
De calamus aromaticus, *id.*
De canelle, *id.*
De carvi, *id.*
D'écorce de citron, *id.*
De galanga, *id.*
De girofle, *id.*
De lavande, *id.*
De marjolaine, *id.*
De menthe, *id.*
De muscade, *id.*
De romarin, *id.*
De sauge, *id.*
De thym, *id.*

Teintures.

D'anis, demi-gros à deux gros.
D'angélique, *id.*
De badiane, *id.*
De canelle, *id.*
De calamus aromaticus, *id.*
De galanga, *id.*
De gingembre, *id.*
De girofle, *id.*
De macis, *id.*
De succin, *id.*

Vinaigres.

De lavande, demi-once à une once.
De romarin, *id.*
De sauge, *id.*
D'estragon, *id.*
Des quatre voleurs, *id.*

Art II. *Toniques amers.* (Fébrifuges, fondans ou apéritifs, dépuratifs).

Esprits ou alcools.

D'absinthe, demi-gros à un gros.
D'aristoloche, *id.*
De camomille, *id.*
De cascarille, *id.*
De benoîte, demi-once.

Teintures.

D'absinthe, demi-gros à deux gros.
D'angusture, *id.*
De cascarille, *id.*
De camomille, *id.*
De petite centaurée, *id.*
De columbo, *id.*
De chardon béni, *id.*
De gentiane, *id.*
De ginsing, *id.*
De quassia amara, *id.*
De quinquina, *id.*
De ruthania, *id.*
De simarouba, *id.*
De zédoaire, *id.*

Vins.

D'absinthe, demi-once à une once.
D'aunée, deux à quatre onces.
De polygala de Virginie, demi-once à une once.
De quinquina, deux à huit onces.
De quassia amara, demi-once à une once.
Thériacal, *id.*

Vinaigre.

Thériacal, demi-once à une once.

Art. III. *Toniques astringens.* (Styptiques).

Teintures.

De cachou, demi-gros à un gros.
De g. Kino, *id.*
De mars tartarisée, demi-gros.
Martiale de Woelfer, *id.*
De mars de Ludovic., *id.*
Vin chalibé, demi-once à deux onces.
Vinaigre de roses rouges, demi-once à une once.

ORDRE SECOND.

Toniques ou stimulans spéciaux.

Art. I.er *Stimulans du systême lymphatique.* (Anti-scorbutiques).

Esprit, ou alcool de cocléaria, demi-gros à un gros.
Teinture de raifort, demi-gros à deux gros.
Vin anti-scorbutique, une à quatre onces.

Art. II. *Stimulans du systême dermoïde.* (diaphorétiques, sudorifiques).

Esprit, ou alcool de sassafras, demi-gros à un gros.
Élixir de gayac, *id.*
Teinture de gayac, *id.*
Vinaigre de fleurs de sureau, demi-once à une once.

ART. III. *Stimulans du systême bronchique.*

Teinture de benjoin, demi-gros à deux gros.
Teinture scillitique, *id.*
Vin scillitique, demi-once à une once.
Vinaigre scillitique, demi-gros.

ART. IV. *Stimulans des tuniques de l'estomac.* (émétiques).

Esprit ou alcool de nicotiane, deux à quatre gros.
Teinture d'ipécacuanha, demi-once à une once.
Vin émétique, demi-once à une once.
Vin d'ipécacuanha, *id.*

ART. V. *Stimulans des tuniques intestinales.* (Cathartiques, drastiques, anthelmintiques).

1.° *Purgatifs.*

Teintures de coloquinte, cinq à dix gouttes.
— de rhubarbe, un à deux gros.
— de jalap, cinq à dix gouttes.
— de scammonée, *id.*
— d'ellébore, demi-gros.
— de séné, un à deux gros.
— d'aloès, cinq à dix gouttes.
Vin de rhubarbe, demi-once à une once.

2.° *Anthelmintiques.*

Teinture de sementine, demi-gros à un gros.
— de coloquinte, dix à trente gouttes.
— de fougère, demi-gros à un gros.
Vin de fougère, demi-once.

Art. VI. *Stimulans du systême urinaire.* (Diurétiques.)

Esprit ou alcool de genièvre, demi-gros à un gros.
Teinture de scille, demi-gros à un gros.
— de cochenille, *id.*
— de genièvre, *id.*
— de cantharides, cinq à dix gouttes (1).
Vin scillitique, demi-once.
Vinaigre scillitique, demi-gros.

Art. VII. *Stimulans du systême générateur.* (Emménagogues.)

Teinture d'ammoniacum, dix à quinze gouttes.
— de galbanum, *id.*
— de myrrhe, demi-gros à un gros.
— de safran, vingt-quatre gouttes à demi-gros.

---

(1) On n'emploie guère à l'intérieur les préparations de cantharides que dans les paralysies de vessie.

CLASSE II.

Sédatifs.

Art. I.er *Sédatifs du système nerveux.* (Anodins, calmans, anti-spasmodiques, narcotiques.)

Esprit ou alcool de fleurs d'oranger, demi-gros à un gros.
Ether muriatique, un scrupule à demi-gros.
— nitrique, *id.*
— sulfurique, *id.*
— acétique, *id.*
Ethers médicamenteux, *id.*
Liqueur minérale anodine d'*Hoffman*, id.
Teinture d'ambre, un scrupule à demi-gros.
— d'assa-fœtida, *id.*
— de belladona, cinq à dix gouttes.
— de castoréum, dix à vingt-cinq gouttes.
— De musc, cinq à quinze gouttes.
— d'opium (laudanum liquide) quinze à trente-six gouttes.
— de pivoine, demi-gros à un gros.
— de sagapenum, un scrupule à demi-gros.
— de valériane, demi-gros à un gros.

CHAPITRE IV.

DES HUILES MÉDICAMENTEUSES.

Les huiles fixes, par le moyen de la digestion, de l'infusion ou de la décoction, peuvent dissoudre des principes aromatiques et résineux. On en prépare de cette manière plusieurs avec différens végétaux ; mais elles ne sont guères employées qu'à l'extérieur : nous en parlerons dans un autre endroit. Les seules que l'on donne à l'intérieur portent le nom de baumes de soufre, et sont le résultat de la digestion des fleurs de soufre lavées et séchées : dans les huiles de succin, de genièvre, d'anis, de noix, ou dans l'huile essentielle de térébenthine. Les huiles essentielles sont la partie volatile des résines, toutes sont toniques et stimulantes. On les prescrit, ainsi que les baumes à la dose de quelques gouttes, sur un morceau de sucre ou dans une tasse de tisane. On les fait entrer dans les potions et dans les pilules ; voici les principales.

Art. I.er *Huiles essentielles extraites de substances toniques ou stimulantes, générales et aromatiques.*

D'anis, deux à cinq gouttes.
De badiane, *id.*
De carvi, *id.*
De canelle, *id.*
De coriandre, *id.*
De cumin, *id.*
D'écorce de citron, *id.*
— d'orange, *id.*
De fenouil, *id.*
De girofle, *id.*
De lavande, *id.*
De macis, *id.*
De marjolaine, *id.*
De menthe, *id.*
De romarin, *id.*
De sauge, *id.*
De serpolet, *id.*
De thym, *id.*

Art. II. *Huiles essentielles extraites des substances toniques amères.*

D'absinthe, deux à cinq gouttes.
De camomille, *id.*

ART. III. *Huiles essentielles extraites des substances stimulantes du systême dermoïde.*

De sassafras, deux à cinq gouttes.

Baume de soufre, demi-gros à un gros.

ART. IV. *Huiles essentielles extraites des substances stimulantes du systême urinaire.*

De genièvre, deux à cinq gouttes.

ART. V. *Huiles essentielles extraites de substances stimulantes du systême générateur.*

De myrrhe, cinq à dix gouttes.

De rhue, trois à six gouttes.

De sabine, *id.*

ART. VI. *Huiles essentielles extraites des substances sedatives du systême bronchique.*

De roses, cinq à dix gouttes.

ART. VII. *Huiles essentielles extraites des substances sédatives du systême nerveux.*

De fleurs d'oranger, trois à six gouttes.

CHAPITRE V.

DES SIROPS ET DES MIELS.

Les sirops sont des liquides épais et visqueux, formés ordinairement avec une partie de solution (le plus souvent végétale), et deux parties de sucre ou de miel. Les opérations par lesquelles on prépare les boissons, telles que la macération, la digestion, l'infusion et la décoction, se pratiquent également par l'eau, l'alcool ou le vinaigre, pour obtenir la base des différens sirops; on y fait ensuite dissoudre le sucre, soit au bain-marie, lorsque la base contient des principes volatils, soit par l'ébullition: cette dernière est indispensable lorsqu'on emploie du miel au lieu de sucre, afin de procurer aux sirops une consistance suffisante. Ensuite, pour les clarifier, on les fait bouillir quelques instans avec des blancs d'œufs; puis on les passe à travers une chausse de flanelle.

Placées dans des bouteilles hermétiquement fermées, et dans un lieu sec et frais, les sirops se conservent l'espace d'une année; aussi les trouve-t-on préparés dans les officines. On les divise en sirops simples, sirops composés et sirops mixtes. On appelle simples, ceux qui sont faits avec une seule substance médicamenteuse; composés, ceux dans lesquels il en entre plutieurs; mixtes, ceux qui nécessitent plusieurs préparations différentes, selon la nature des substances qu'ils renferment.

On administre les sirops, tantôt seuls, tantôt unis à d'autres préparations; mais ils sont surtout très-commodes pour traiter les enfans, à cause de leur saveur sucrée.

Ils entrent dans la composition des mixtures, des potions, des juleps, des opiats, des bols et des pilules; on les emploie pour édulcorer les boissons; ils peuvent également servir à les préparer en faisant dissoudre trois onces d'un sirop dans une pinte ou deux livres d'eau.

SIROPS.

CLASSE PREMIÈRE.

SIROPS TONIQUES OU STIMULANS.

ORDRE PREMIER.

Sirops toniques, ou stimulans généraux.

ARTICLE I.er *Sirops stimulans, persistans.* (Stomachiques, carminatifs.)

De canelle, deux gros à une once et demie.
De menthe, *id.*
De mélisse, une once à deux onces.
D'écorces d'oranges, *id.*
De succin ou de karabé, demi-once à une once.

ART. II. *Sirops toniques, amers et aromatiques.* (Fébrifuges, apéritifs ou fondans, dépuratifs.)

D'absinthe, deux gros à une once et demie.
De cascarille, *id.*
De chicorée simple, *id.*
De fumeterre, *id.*
De quinquina, *id.*
De simarouba, *id.*

ART. III. *Sirops toniques astringens.* (Styptiques, astringens.)

D'*alleluia* ou d'oseille, demi-once à une once et demie.

De citron, demi-once à deux onces.

De chou rouge, *id.*

De coings, *id.*

De myrthe, *id.*

De corail, *id.*

D'érysimum, velar ou tortelle, deux gros à une once et demie.

De grenade, *id.*

De vinaigre, demi-once à dix onces.

ORDRE SECOND.

Sirops toniques ou stimulans spéciaux.

ART. I.er *Sirops stimulans du système lymphatique.* (Anti-scorbutiques.)

Anti-scorbutique, quatre gros à une once (1).

De beccabunga, demi-once à deux onces.

---

(1) Le sirop anti-scorbutique est un de ceux dont les propriétés sont les plus marquées. On l'emploie avec succès dans les maladies du système lymphatique, comme *anti-scorbutique*, *fondant*, *dépuratif* et *anti-vénérien*; dans ce

De belet, deux gros à une once (1).
De cocléaria, deux gros à une once et demie.
De cresson, *id.*
De *Cuisinier,* deux gros à une once (2).

---

dernier cas, on y ajoute quelques grains de sel mercuriel.

(1) Le sirop de belet a beaucoup été vanté pour le traitement des maladies auxquelles convient le sirop anti-scorbutique. Il est difficile à préparer, et voici la meilleure manière de le faire, suivant le professeur *Bouillon-Lagrange,* pour prévenir autant que possible la précipitation du mercure.

D'une part, préparez un sirop simple avec une livre d'eau distillée et vingt-quatre onces de sucre; de l'autre, dissolvez cent douze grains de nitrate de mercure cristallisé dans suffisante quantité d'eau distillée. réunissez à froid cette solution au sirop, puis ajoutez un demi-gros d'éther nitrique.

(2) Le sirop de *Cuisinier,* employé dans les mêmes circonstances que le précédent, est fait avec la décoction de salsepareille et de séné dans une livre d'eau, quantité suffisante de sucre, et deux grains de muriate sur-oxigéné de mercure.

Art. II. *Sirops stimulans du systême dermoïde.* (Diaphorétiques, sudorifiques.)

De bourrache, deux gros à une once et demie.
De buglosse, *id.*
De salsepareille, *id.*
De scordium, *id.*
De foie de soufre, *id.*

Art. III. *Sirops stimulans du systême bronchique.* (Expectorans.)

De benjoin, deux gros à une once et demie.
De capillaire, *id.*
De grande consoude, *id.*
D'hysope, *id.*
De lierre terrestre, *id.*
D'ortie grièche, *id.*
De Tolu, *id.*
De vinaigre framboisé, *id.*
De cerises, demi-once à deux onces.
D'épine-vinette, *id.*
De framboises, *id.*
De groseilles, *id.*
De limon, *id.*
De mûres, *id.*
De vipère, deux gros à une once et demie.

Art. IV. *Sirops stimulans des tuniques de l'estomac.* (Emétiques.)

De kermès, deux gros à une once.

Art. V. *Sirops stimulans des tuniques intestinales.* (Cathartiques, drastiques, anthelmintiques.)

De rhubarbe, deux gros à deux onces.
De chicorée composée, *id.*
De fleurs de pêcher, *id.*
De roses pâles, *id.*
De nerprun, deux gros à trois onces.
De scammonée, deux gros à deux onces.
De bétoine, *id.*
De nicotiane, *id.*

Art. V. *Sirops stimulans du systême urinaire.* (Diurétiques.)

D'ache, deux gros à une once et demie.
De cerfeuil, *id.*
Des cinq racines apéritives, *id.*

Art. VI. *Sirops stimulans du systême générateur.* (Emménagogues.)

D'armoise, deux gros à une once et demie.
De safran, deux gros à une once.
De myrrhe, *id.*

CLASSE SECONDE.

SIROPS SÉDATIFS.

Art. I.er *Sirops sédatifs du systéme bronchique.* (Béchiques, pectoraux).

De gomme, une once à deux onces.
De guimauve, *id.*
Des trois fruits, *id.*
De marrhube blanc, demi-once à une once et demie.
De mille-feuille, *id.*
De navet, une once à deux onces.
D'œillet, demi-once à une once et demie.
De pied-de-chat, *id.*
De pommes, une once à deux onces.
De roses, demi-once à une once et demie.
De rossolis, deux gros à une once et demie.
De stéchas arabique, *id.*
De tussilage, *id.*
De violette, *id.* (1).

---

(1) Pour préparer le sirop de violette, on fait infuser à vaisseau fermé les pétales de la fleur dans un vase d'étain, car dans tout autre l'infusion serait rouge; on y fait ensuite dissoudre quantité suffisante de très-beau sucre au

De jujubes, une once à deux onces.
D'orgeat, *id.*
De pourpier, *id.*
De tortue, deux gros à une once et demie.
De limaçons, *id.*
De mou-de-veau, *id.*

Art. II. *Sirops sédatifs du système nerveux.* (Calmans, anti-spasmodiques, anodins, narcotiques).

De chèvre-feuille, une once à deux onces.
De coquelicots, deux gros à une once et demie.
De Cynoglosse, *id.*
De fleurs de pivoine, *id.*
De fleurs d'oranger, *id.*
De nymphæa, *id.*
De pavot blanc, ou diacode, *id.*

On prépare encore dans les pharmacies plusieurs miels médicamenteux, soit en les mêlant avec des infusions ou des sucs, soit en les mettant en digestion sur des fleurs. Les principaux sont les miels,

De romarin.
Scillitique.
Rosat.

---

bain-marie, et l'on filtre le sirop sans le clarifier.

De concombre sauvage.
violat.
De mercuriale.
Et l'oxymel scillitique.

Les miels ont beaucoup plus de consistance que les sirops ; mais ils s'en rapprochent beaucoup par leurs effets. On peut les employer dans toutes les préparations où l'on fait entrer les sirops ; on les donne également seuls et à la même dose que les premiers.

CHAPITRE VI.

DES EAUX DISTILLÉES.

On les distingue en eaux distillées de plantes inodores, et en eaux distillées de plantes aromatiques.

Le meilleur procédé, suivant *Lémery*, pour obtenir les premières, consiste à mettre dans un alambic une certaine quantité de plante inodore, après l'avoir hachée : on y verse assez de suc, exprimé du même végétal, pour l'en couvrir : et l'on retire la moitié du liquide par la distillation ; ensuite on distille de nouveau ce produit sur une nouvelle quantité de la même plante. Mais, suivant *Baumé*, ce moyen ne fournit pas une eau distillée meilleure : et puisqu'une plante inodore ne peut donner qu'une eau inodore comme elle, il est bien plus simple de la mêler seulement avec de l'eau, et de procéder ensuite à la distillation, comme on le fait pour les plantes aromatiques, et même à feu nu, plutôt qu'au bain-marie.

En général les eaux distillées n'ont presque aucune vertu : à l'exception de celles qui sont très-aromatiques ; par exemple, l'eau de menthe, l'eau de girofle, etc.

Elles forment l'excipient de presque toutes les potions. On donne celles qui sont aromatiques : seules avec du sucre, du miel ou un sirop : depuis demi-once jusqu'à une once. On peut en mêler quatre à six onces avec deux livres d'eau simple pour former des boissons.

CLASSE PREMIÈRE.

EAUX DISTILLÉES TONIQUES OU STIMULANTES.

ORDRE PREMIER.

Eaux distillées toniques ou stimulantes générales.

ART. I.er *Eaux distillées stimulantes, aromatiques.* (Stomachiques, carminatives).

D'angélique.
D'arnica.
De badiane.
De calamus aromaticus.
De canelle.
De fenouil.
De girofle.
De gingembre.
De lavande.
De menthe.
D'anis.
De mélisse.
De marjolaine, ou origan.
De mélilot.
De macis.
De pouliot.
De romarin.
De sauge.
De thym.

ART. II. *Eaux distillées toniques amères.* (fébrifuges, dépuratives, fondantes, ou apéritives.

D'absinthe.
De camomille.
De chardon-béni.
De petite centaurée,

De chamædric.
De chamapetis.
De centinode.

Art. III. *Eaux tistillées toniques astringentes.* (Styptiques, astringentes).

D'aigremoine.
D'argentine.
De plantain.
De quintefeuille.
De roses.
Des trois noix.
De verveine.

ORDRE SECOND.

Eaux distillées toniques ou stimulantes spéciales.

Art. I.er *Eaux distillées stimulantes du systême lymphatique.* (Anti-scorbutiques).

De cresson.
De beccabunga.
De véronique.
De cocléaria.
De roseau à balais.

Art. II. *Eaux distillées stimulantes du systême dermoïde.* (Diaphorétiques, sudorifiques.)

De bourrache.
De fumeterre.
De scorsonère.
De buglosse.
De scabieuse.

Art. III. *Eaux distillées stimulantes du système bronchique.* (Expectorantes.)

D'aigremoine. De capillaire.
De lierre terrestre. D'hysope.
D'ortie grièche.

Art. IV. *Eaux distillées stimulantes du système urinaire.* (Diurétiques.)

D'ache. De cerfeuil.
De fenouil. De genièvre.
De pariétaire. De persil.

Art. V. *Eaux distillées stimulantes du système générateur.* (Emménagogues.)

De rhue. De sabine.

CLASSE SECONDE.

EAUX DISTILLÉES SÉDATIVES.

(*Anodines, calmantes, anti-spasmodiques, narcotiques.*)

De coquelicot. De chevrefeuille.
D'euphraise. D'héliotrope.
De jasmin. De joubarbe.
De laitue. De lis.

De mauve.
De morelle.
De fleurs d'oranger.
De pivoine.
De roses.
De tubéreuse.
De musc.
De nénuphar.
D'œillet.
De pourpier.
De tilleul.
De violettes.

CHAPITRE VII.

DES POTIONS, DES MIXTURES, DES JULEPS ET DES LOOCHS.

On appelle ainsi des mélanges liquides, d'une préparation aussi prompte que facile, dont les qualités médicinales sont très-grandes, qu'on peut approprier aux différentes indications, et qu'on emploie sans cesse dans la pratique.

La mixture (*mixtura*) est composée de médicamens liquides, qu'il suffit d'agiter ensemble pour les unir.

La potion (*potio*, *haustus*, *haustulus*), formée avec des substances de consistances diverses, exige, pour leur mélange, l'action du pilon.

Le julep (*julep*, *julepus*, *julapium*) ne diffère de la potion que par sa consistance visqueuse, et qui se rapproche de celle des sirops.

D'ordinaire, calmant et béchique, il ne doit jamais être désagréable, ainsi que l'exprime son nom, tiré d'un mot qui veut dire en langue persane, *boisson douce.*

Le looch (*eclegma, linctus*), ainsi nommé par les médecins arabes, n'est qu'une espèce de julep, dont on fait un fréquent usage.

L'excipient, dans ces formules magistrales, que l'on comprend sous le nom général de potions, est presque toujours une eau distillée; cependant, rien n'empêche de lui substituer une infusion, une décoction, une émulsion, etc. La base varie suivant l'indication qu'on se propose de remplir. Ce peut être une huile fixe ou volatile; un éther, un esprit, une teinture, un vinaigre ou un vin; une gomme, une résine, un baume, un acide, un alcali, un sel; un extrait ou un électuaire. Mais les poudres insolubles et les substances, d'une odeur et d'un goût repoussans, semblent devoir être bannies des potions pour ne s'administrer que sur la forme de pilules ou de bols.

Le correctif est toujours un sirop.

Il faut apporter la plus grande attention à l'exact mélange des diverses ingrédiens, d'après les règles chimiques, aussi faut-il dans la formule, les placer suivant l'ordre dans lequel ils doivent être réunis, et même indiquer la manière d'opérer cette mixtion.

Si l'on prend pour base un esprit, une teinture, un vinaigre ou un vin, c'est avec le sirop qu'il faut d'abord l'unir et n'ajouter qu'après l'eau distillée : car si l'on met en dernier le sirop, le mélange sera beaucoup moins parfait, et la liqueur restera toujours plus ou moins trouble. Si la base réclame l'addition d'un intermède (1), on commence par les triturer ensemble; puis on ajoute peu à peu d'abord le sirop, ensuite l'eau distillée. Un extrait, une conserve, doit également se triturer, d'abord avec le sirop, et l'on ajoutera l'eau distillée la dernière; généralement c'est elle qui terminera presque toujours la préparation du mélange, ainsi que la formule écrite du médecin.

Il n'en est pas ainsi dans la plupart des auteurs, où l'eau distillée commence constam-

---

(1) Les huiles se dissolvent au moyen du sucre et du mucilage : les résines, le camphre, dans l'huile; l'alcool, les acides, le mucilage, les gommes-résines dans le jaune-d'œuf; le mucilage, les baumes liquides, le kermès dans l'huile, le jaune-d'œuf, le mucilage, etc

ment les formules · parce que les médicamens s'y trouvent placés selon leur poids ; mais, c'est une mauvaise méthode qui peut induire en erreur l'élève pharmacien, et qu'il faut entièrement rejeter.

Faire attention à la consistance de la base pour en déterminer la quantité, n'est pas moins important. Quelle que soit la dose à laquelle on prescrive tel ou tel extrait, telle ou telle conserve, il ne faut jamais en faire entrer plus d'un gros dans une potion ; autrement ce ne serait plus un liquide, mais un mélange épais et dégoûtant.

Les potions varient dans les auteurs depuis deux onces jusqu'à huit ; les dernières semblent peut-être trop considérables : et les premières le sont évidemment trop peu. La mesure la plus convenable est de cinq à six onces. Nous admettrons cette quantité pour règle générale de toutes les potions.

L'eau distillée sera toujours à la dose de quatre onces.

Le sirop, à celle d'une once.

La base, suivant sa quantité, rapprochera plus ou moins le mélange du poids de six onces.

Les potions, les mixtures et les loochs se prennent ordinairement à la dose d'une, deux ou trois cuillerées à bouche par heure; les juleps s'administrent en deux doses égales.

CLASSE PREMIÈRE.

POTIONS TONIQUES OU STIMULANTES.

ORDRE PREMIER.

Potions toniques stimulantes générales.

ART. I.er *Potions stimulantes diffusibles.*

Excipiens.

Eaux distillées.

D'angélique.
D'anis.
De badiane.
De fenouil.
De menthe.
De mélisse.
De romarin.
De sauge.
De pouliot.
De mélilot.
De thym.
De lavande.
D'arnica.
De girofle.
De marjolaine, ou origan.
De gingembre.
De canelle.
De macis.
De calamus aromaticus.

Bases.

Phosphore, un quart de grain à un grain (1).
Camphre, deux à douze grains (2),
Carbonate d'ammoniaque, dix à vingt-cinq grains.
Muriate d'ammoniaque, un gros à deux gros.
Ammoniaque, dix à trente gouttes.
Acétite d'ammoniaque, un gros à deux gros.

---

(1) Le phosphore est un remède dangereux et qu'on emploie rarement. Lorsqu'on veut le faire entrer dans une potion, on commence par le faire fondre dans l'eau chaude : on ajoute de l'eau froide, et l'on agite pour le réduire en poudre ; on triture ensuite cette poudre avec un gros de mucilage de gomme arabique ou de gomme adraganthe.

(2) Il faut un intermède pour que le camphre puisse se dissoudre. La meilleure manière est de le mouiller d'abord avec quelques gouttes d'acide acétique pour le ramollir : on le triture ensuite avec trois fois son poids de poudre de gomme arabique. On peut aussi le tenir en suspension au moyen du jaune-d'œuf, de l'huile, et même de l'acide acétique ou de l'alcool en quantité suffisante.

Correctifs.

Sirop de canelle.
— de menthe.
— de mélisse.
— d'écorces d'orange.
— de succin.
— de sucre.

ART. II. *Potions stimulantes persistantes.*
(Stomachiques, carminatives).

Excipiens.

Les eaux distillées de l'article précédent.

Bases.

1.° *Esprits, ou alcools.*

D'anis, ou de badiane, demi-gros à un gros.
D'angélique, *id.*
De basilic, *id.*
De calamus aromaticus, *id.*
De canelle, *id.*
De carvi, *id.*
D'écorce de citron, *id.*
De galanga, *id.*
De girofle, *id.*
De lavande, *id.*
De marjolaine, *id.*
De menthe, *id.*
De muscade, *id.*

De romarin, *id.*
De sauge, *id.*
De thym, *id.*

2.° *Huiles essentielles* (1).

D'anis, ou de badiane, cinq à dix gouttes.
De canelle, *id.*
De carvi, *id.*
D'écorce de citron, *id.*
De coriandre, *id.*
De cumin, *id.*
De fenouil, *id.*
De girofle, *id.*
De lavande, *id.*
De macis, *id.*
De marjolaine, *id.*
De menthe, *id.*
De romarin, *id.*
De sauge, *id.*
De serpolet, *id.*
De thym, *id.*

3.° *Teintures.*

D'angélique, demi-gros à deux gros.

---

(1) Les huiles ont besoin d'être triturées avec un demi-gros à un gros de mucilage de gomme arabique ou vingt grains de gomme adraganthe pour rester en suspension dans le liquide.

De badiane, ou d'anis, demi-gros à un gros.
De canelle, *id.*
De calamus aromaticus, *id.*
De galanga, *id.*
De gingembre, *id.*
De girofle, *id.*
De macis, *id.*
De succin, *id.*

4.° *Vinaigres.*

De lavande, demi-once à une once.
De romarin, *id.*
De sauge, *id.*

5.° *Extraits.*

D'angélique, demi-gros à un gros.
D'arnica, *id.*
D'anis, ou de badiane, *id.*
De canelle, *id.*
De calamus aromaticus, *id.*
De galanga, vingt-quatre grains à demi-gros.
De gingembre, *id.*
De girofle, *id.*
De macis, *id.*
De thym, demi-gros à un gros.

Correctifs.

Les sirops de l'article précédent.

Art. III. *Potions toniques, aromatiques et amères.* (Fébrifuges (1) fondantes ou apéritives ; dépuratives.)

Excipiens.

Eaux distillées.

De camomille.
D'absinthe.
De chamædris.
De chamæpitis.
De petite centaurée.
De chardon-béni.
De centinode.

Bases.

1.° *Esprits ou alcools.*

D'absinthe, demi-gros à un gros.
D'aristoloche, *id.*
De camomille, *id.*

---

(1) On a employé l'arsenic dans le traitement des fièvres intermittentes. La solution minérale de *Fowler* se prépare en faisant bouillir dans une demi-livre d'eau, soixante-quatre grains de potasse et autant d'oxide d'arsenic. On ajoute une demi-once d'esprit de lavande composé, et la quantité d'eau distillée suffisante pour porter le liquide au poids d'une livre. La dose est de vingt à quarante gouttes par jour. C'est un remède très-dangereux ; l'arsenic s'y trouve à l'état d'arseniate de potasse.

2.° *Huiles essentielles.*

D'absinthe, cinq à dix gouttes.
De camomille, *id.*

3.° *Teintures.*

D'absinthe, demi-gros à deux gros.
D'angusture, *id.*
De cascarille, *id.*
De camomille, *id.*
De petite centaurée, *id.*
De columbo, *id.*
De chardon-béni, *id.*
De gentiane, *id.*
De ginsing, *id.*
De quassia-amara, *id.*
De quinquina, *id.*
De ruthania, *id.*
De simarouba, *id.*
De zédoaire, *id*

4.° *Vins.*

D'absinthe, demi-once à une once.
D'aunée, *id.*
De polygala de Virginie, *id.*
De quassia-amara, *id.*
De quinquina, *id.*
Thériacal, *id.*

5.° *Extraits.*

D'absinthe, demi-gros à un gros.
D'angusture, vingt grains à demi-gros.
D'aristoloche, vingt-quatre grains à demi-gros.
D'aunée, demi-gros à un gros.
De camomille, vingt-quatre grains à demi-gros.
De canelle blanche, *id.*
De cascarille, *id.*
De chamædris, demi-gros à un gros.
De chamæpitis, *id.*
De chardon-béni, *id.*
De chicorée sauvage, *id.*
De columbo, vingt-quatre grains à demi-gros.
De dent-de-lion, demi-gros à un gros.
De fumeterre, *id.*
De gentiane, demi-gros à un gros.
De houblon, demi-gros à un gros.
De pareira brava, 24 grains à demi-gros.
De ginsing, *id.*
De petite centaurée, demi-gros à un gros.
De pissenlit, *id.*
De quassia-amara, 24 grains à demi-gros.
De quinquina, demi-gros à un gros.
De ruthania, vingt-quatre grains à demi-gros.
De saponaire, demi-gros à un gros.
De serpentaire de Virginie, *id.*
De simarouba, *id.*

De *trifolium fibrinum*, 24 grains à demi-gros.
De zédoaire, *id.*
Electuaire de codaga pâle, un gros à deux gros.
Confection d'hyacinthe, demi-gros à un gros.
Thériaque, *id.*
Dioscordium, *id.*

Correctifs.

Sirops d'absinthe.
— de quinquina.
— de cascarille.
— De simarouba.
— De chicorée simple.
— De camomille.
— De fumeterre.

ART. IV. *Potions toniques astringentes.* (Styptiques, astringentes.)

Excipiens.

Eaux distillées.

D'aigremoine.
D'argentine.
De plantain.
De quintefeuille.
De roses.
De verveine.
Des trois noix.

Bases.

1.° *Teintures.*

De cachou, demi-gros à deux gros.
De gomme kino, *id.*
De mars tartarisée, demi-gros.

Martiale de *Woelfer*, id.
De mars de *Ludovic*, id.
Baume de *Copahu*, demi-once à une once (1).

2.°

Vin chalibé, demi-once à une once.
Vinaigre de roses rouges, *id.*

3.° *Acides.*

Muriatique, vingt à quarante gouttes.
Nitrique, un scrupule à demi-gros.
Sulfurique, *id.*
Sulfate d'alumine et de potasse, 6 à 24 grains.
Sulfate de fer vert, demi-gros à un gros.

4.° *Extraits.*

De cachou, demi-gros à un gros.
Gomme kino, *id.*
Résine de sang-dragon, *id.*
Extrait de patience, *id.*
— De bistorte, *id.*
— De tormentille, *id.*
— D'écorce de chêne, *id.*
Conserve de cynorrhodon, *id.*
De roses, *id.*

---

(1) On l'emploie dans la blennorrhagie, la leucorrhée et la gonorrhée : il forme la base de la potion balsamique de *Choppart*.

Correctifs.

Sirops d'*alleluia* ou d'oseille. — de corail.
— des 5 racines apéritives. — d'érysimum.
— de citron. — de grenade.
— chalibé. — de vinaigre.
— de chou-rouge. — de sucre.
— de coings.

ORDRE SECOND.

Potions toniques ou stimulantes spéciales.

ART. I.er *Potions stimulantes du systême lymphatique.* (Anti-scrophuleuses, anti-scorbutiques, anti-vénériennes.)

Excipiens.

Eaux distillées.

De cresson. Dé cochléaria.
De beccabunga. De véronique.
De roseau à balais.

Bases.

1.° *Esprit ou alcool.*

De cochléaria, demi-gros à un gros.

2.° *Teintures.*

De raifort sauvage, demi-gros à deux gros.

3.°

Vin anti-scorbutique, demi-once à une once.
Dissolution saturée de muriate de baryte, deux à six gouttes.
Sublimé corrosif, un quart de grain à un grain (1).

4.° *Extraits.*

De beccabunga, demi-gros à un gros.
De cresson, *id.*

---

(1) Le sublimé corrosif ou muriate suroxigéné de mercure, est rarement prescrit sous forme de potion ; on n'emploie guère que la liqueur de *Van-Swiéten* : elle consiste à faire dissoudre dans quatre onces d'alcool faible, depuis deux jusques à huit grains de sublimé, et l'on donne par jour une cuillerée à bouche de cette mixture dans une pinte d'eau distillée, d'eau gommeuse ou de tisane sudorifique. Rien n'empêche cependant de faire entrer ce sel dans une potion anti-scorbutique qu'on ferait prendre aux malades en deux fois, et qui serait secondée par une boisson convenable. Le borate de mercure a été substitué, dans le traitement des maladies vénériennes, au sublimé corrosif, par quelques médecins de Dijon, et son emploi n'a pas été sans succès.

De cochléaria, *id.*
De véronique, *id.*
De trèfle d'eau, *id.*
De raifort sauvage, *id.*
Conserve de cochléaria, *id.*

Correctifs.

Sirops anti-scorbutique.
— de beccabunga.
— de belet.
— De cochléaria.
— De cresson.

ART. II *Potions stimulantes du système dermoïde.* (Diaphorétiques, sudorifiques.)

Excipiens.

Eaux distillées.

De coquelicot.
De bourrache.
De buglosse.
De fumeterre.
De scabieuse.
De scorsonère.

Bases.

Esprit ou alcool de sassafras, demi-gros à un gros.
Elixir de gayac, *id.*
Teinture de gayac, *id.*
Vinaigre de sureau, demi-once à une once.
Huile essentielle de sassafras, 5 à 10 gouttes (1).

---

(1) Intermède, mucilage de gomme arabique.

Baumes de soufre, demi-gros à un gros (1).

Conserve de fleurs de bourrache, un scrupule à demi-gros.

Extraits de gayac, demi-gros à un gros.
— de sassafras, *id.*
— de salsepareille, *id.*
— de squine, *id.*
— de bardane, *id.*
— de gratiole, *id.*
— de lobelie, *id.*
— de scabieuse, *id.*
— de bourrache, *id.*
— de buglosse, *id.*
— de scordium, *id.*

Correctifs.

Sirops de bourrache.
— de buglosse.
— de *Cuisinier*.
— de foie de soufre.
— de salsepareille.
— de scordium.

---

(1) On distingue plusieurs baumes de soufre, suivant que ce dernier est dissous dans l'huile d'anis, de genièvre, d'œillet, de succin ou de térébenthine. Le mucilage doit servir d'intermède pour dissoudre le baume de soufre dans une potion.

Art. III. *Potions stimulantes du systême bronchique.* (Expectorantes.)

Excipiens.

Eaux distillées.

D'aigremoine.
De capillaire.
D'hysope.
De lierre terrestre.
D'ortie grièche.

Bases.

Vin scillitique, demi-once.
Teinture scillitique, demi-gros à deux gros.
Vinaigre scillitique, demi-gros.
Kermès, demi-grain à deux grains (1).
Conserve de lierre terrestre, *id.*
Extraits de réglisse, demi-gros à un gros.
— de millefeuille, *id.*
— d'ortie grièche, demi-gros à un gros.
— de polygala de Virginie, *id.*
— de polygala amère, *id.*
— de scille, deux à cinq grains.
Oxymel scillitique, demi-once à une once.

---

(1) Pour tenir le kermès en suspension, il faut le triturer avec quelques gouttes d'huile d'amandes douces, un gros de mucilage gommeux et autant de sucre, ou bien avec la moitié d'un jaune-d'œuf.

Correctifs.

Sirops de benjoin.
— de capillaire.
— de grande consoude.
— d'hysope.
— De lierre terrestre.
— d'ortie grièche.
— de *Tolu*.
— de vinaigre framboisé.
— de cerises.
— d'épine-vinette.
— de framboises.
— de groseilles.
— de limon.
— de mûres.
— de vipère.

ART. IV. *Potions stimulantes des tuniques de l'estomac.* (Emétiques.)

Excipiens.

Eaux distillées.

D'absinthe.
De camomille.
De petite centaurée.
De chamædris.
De chamæpitis.
De chardon-béni.

Bases.

Teinture d'ipécacuanha, demi-once à une once.
Esprit ou alcool de nicotiane, deux à quatre gros.
Vin émétique, demi-once à une once.
Extrait d'asarum, 24 grains à demi-gros.
Emétique, deux grains (1).

---

(1) L'émétique, ainsi que les autres composés d'antimoine, doivent être tenus en suspen-

Kermès, deux à six grains.
Soufre doré, deux à six grains.
Turbith minéral, deux à six grains.
Verre d'antimoine, *id.*
Fleurs d'antimoine, *id.*
Poudre d'algaroth, *id.*

Correctif.

Sirop de sucre.

ART. V. *Potions stimulantes des tuniques intestinales.* (Cathartiques, drastiques, anthelmintiques.)

Excipiens.

Eaux distillées amères de l'article précédent.

Bases. Purgatives.

1.°

Teintures de coloquinte, cinq à dix gouttes.
— de rhubarbe, un à deux gros.
— de jalap, cinq à dix gouttes.
— de scammonée, *id.*
— d'ellébore, demi-gros.
— de sené, un gros à deux gros.
— d'aloès, cinq à dix gouttes.

---

sion par l'intermède d'un gros de mucilage gommeux, d'autant de sucre, et de quelques gouttes d'huile.

2.°

Vin de rhubarbe, demi-once à une once.
Résine de jalap, quatre à douze grains (1).
— de scammonée, *id.* (2).
Gomme gutte, six à douze grains (3).
— résine d'aloès, 15 grains à demi-gros (4).

3.°

Extraits d'aloës, douze à vingt-quatre grains.
— de rhubarbe, quinze grains à un gros.
— de rapontic, demi-gros à deux gros.

---

(1) La résine de jalap est tenue en suspension par un gros de mucilage et autant de sucre.

(2) Même intermède pour la scammonée que pour la résine de jalap ; elle prend le nom de diagrède lorsqu'on la prépare, en la mêlant avec le suc de coings, l'infusion de roses pâles ou les fleurs de soufre, et se distingue alors en *diagrydium cydoniatum*, *rosatum*, *sulfuratum*.

(3) Même intermède à la gomme-gutte qu'à la scammonée.

(4) On dissout la gomme résine d'aloès, ainsi que son extrait dans un demi-jaune-d'œuf ; on la distingue en aloès succotrin, aloes hépatique et aloès caballin ; le premier est le plus pur : le dernier, qui l'est le moins, a une odeur fétide et n'est d'usage que dans l'art vétérinaire.

— d'ellébore, six à douze grains.

— de nicotiane, *id.*

— de roses pâles, un à deux gros.

4.°

Cristaux de lune, deux à six grains.

Correctif.

Sirop de sucre.

2.° *Bases anthelmintiques.*

Huile volatile de tanaisie, cinq à dix gouttes (1).

Teinture de sementine, demi-gros à un gros.

— de coloquinte, dix à trente gouttes.

— de fougère, demi-gros à un gros.

Vin de fougère, demi-once.

Huile de palma-christi, demi-once à une once (2).

Extraits de coloquinte, deux à six grains.

— de concombre sauvage, *id.*

— de fougère mâle, un gros à deux gros.

Correctifs.

Sirops de rhubarbe.

— de chicorée composée.

— de scammonée.

— de bétoine.

---

(1) Pour intermède, un gros de mucilage et autant de sucre.

(2) On donne souvent l'huile de palma-christi seule : il faut avoir soin de la prendre fraîche ; car plus elle rancit, plus elle devient irritante.

— de fleurs de pêcher.
— de roses pâles.
— de nerprun.
— de nicotiane.
— de sucre.

ART. VI. *Potions stimulantes du système urinaire.* (Diurétiques.)

Excipiens.

Eaux distillées.

D'ache.
De cerfeuil.
De fenouil.
De genièvre.
De persil.
De pariétaire.

Bases.

Esprit ou alcool de genièvre, demi-gros à un gros.

Huile essentielle de genièvre, 5 à 10 gouttes (1).

— de térébenthine, 15 à vingt gouttes (2).

Térébenthine de Venise, demi-gros à un gros.

Teinture de scille, deux gros à un gros.

— de cochenille, *id.*

— de genièvre, *id.*

---

(1) Intermède : un gros de mucilage et autant de sucre.

(2) *Idem* : on prescrit l'essence de térébenthine pour fondre et dissoudre les calculs biliaires de la vésicule du fiel, à la dose d'une partie d'essence sur trois d'éther.

— de cantharides, cinq à dix gouttes (1).
Vin scillitique, demi-once.
Vinaigre scillitique, demi-gros.
Oxymel scillitique, demi-once à une once.
Extraits de scille, deux à quatre grains.
— de digitale pourprée, 24 grains à demi-gros.
— d'asperge, un à deux gros.
— de cerfeuil, *id.*
— de genièvre, *id.*
— de persil, *id.*
— de petit-houx, *id.*
— d'ache, *id.*
— de pariétaire, *id.*
Nitrate de potasse, douze à vingt-cinq grains.
Rob de genièvre, un à deux gros.

Correctifs.

Sirops d'ache. — de sucre.
— de cerfeuil.

---

(1) On n'emploie guère à l'intérieur les préparations de cantharides que dans la paralysie de la vessie. Afin de modérer leur action sur cet organe, on leur joint le camphre qui passe pour avoir cette propriété.

Art. VII. *Potions stimulantes du systême générateur.* (Emménagogues).

Excipiens.

Eaux distillées de rhue.
— de sabine.

Bases.

Huile volatile de rhue, 5 à 10 gouttes (1).
— de sabine, *id.*
— de myrrhe, cinq à dix gouttes.
Teinture de gomme ammoniaque, dix à quinze gouttes.
— de galbanum, *id.*
— de myrrhe, demi-gros à un gros.
— de safran, 24 gouttes à demi-gros.
Extraits d'armoise, douze à trente-six grains.
— d'aristoloche, *id.*
— de sabine, *id.*
— de safran, douze à dix-huit grains.
Conserve de rhue, douze à trente-six grains.
Myrrhe, 24 grains à demi-gros (2).
Ammoniacum, quatre à six grains (3).
Galbanum, *id.*

---

(1) Intermède pour les huiles volatiles : un gros de mucilage et autant de sucre.

(2) *Idem.*

(3) On dissout l'ammoniacum et le galbanum dans un demi-jaune-d'œuf.

Correctifs.

Sirops d'armoise.	— de myrrhe.
— de safran.	— de sucre.

CLASSE SECONDE.

Potions sédatives.

ART. I.er *Potions sédatives du système bronchique.* (Béchiques, pectorales.)

Excipiens.

Eaux distillées.

D'euphraise.	D'œillet.
De joubarbe.	De pourpier.
De jasmin.	De roses.
De lis.	De violettes.
De mauve.	

Bases.

Huile d'amandes douces, demi-once (1).

---

(1) L'huile jointe à un mucilage, forme la base des potions béchiques appelées loochs, et dont la consistance visqueuse provient de l'union de la gomme, de l'huile et du sirop.

On n'emploie guères que trois espèces de loochs, le blanc, le jaune et le vert. Voici la manière de les composer :

Looch blanc.

Gomme adraganthe en poudre, 18 grains.
Sucre en poudre, deux gros.

huile essentille de rose, cinq à dix gouttes (1).
Extrait de chiendent, demi-gros à deux gros.
— de lichen d'Islande, *id.*
Gomme arabique, demi-gros à un gros.
— de pays, *id.*
— adraganthe, dix-huit à vingt-quatre grains (2).

Correctifs.

Sirops de gomme. — de rossolis.

Huile d'amandes douces, demi-once.
Sirop diacode, une once et demie.
Émulsion de semences froides, quatre onces.
Eau distillée de fleurs d'oranger, demi-gros.

Ce looch est d'un blanc légèrement jaunâtre. Pour faire le looch jaune, il suffit de remplacer dans la formule du looch blanc, la poudre de-gomme adraganthe, par un ou deux jaunes-d'œufs frais, et pour obtenir le looch vert, il ne faut également que substituer, dans cette même formule du looch blanc, l'émulsion de pistaches à celle des semences froides.

(1) Intermède : un gros de mucilage et autant de sucre.

(2) La gomme adraganthe ne se dissout point dans l'eau, elle ne fait que se gonfler et se suspendre dans le liquide : mais elle lui donne beaucoup plus de viscosité que les autres :

sirops de guimauve.
— des trois fruits.
— de marrhube blanc.
— de mille-feuille.
— de navet.
— d'œillet.
— de pied-de-chat.
— de pommes.
— de roses.
— de stéchas arabique.
— de tussilage.
— de violette.
— de jujubes.
— d'orgeat.
— de pourpier.
— de tortue.
— de limaçons.
— de mou-de-veau.

ART. II. *Potions sédatives du système nerveux.* (Calmantes, anti-spasmodiques, anodines, narcotiques.

Excipiens.

Eaux distillées de chèvrefeuille.
— de coquelicot.
— d'héliotrope.
— de laitue.
— de morelle.
— de musc.
— de nénuphar.
— de fleurs d'oranger.
— de pivoine.
— de tilleul.

Bases.

1.°

Esprit, ou alcool de fleurs d'oranger, demi-gros à un gros.

---

vingt grains épaississent une potion autant qu'un gros de gomme arabique.

Huile essentielle de fleurs d'oranger, cinq à dix gouttes (1).

Teintures d'ambre, un scrupule à un demi-gros.

— d'assa fœtida, *id.*

— de belladona, cinq à dix gouttes.

— de castoreum, dix à vingt-cinq gouttes.

— de musc, cinq à quinze gouttes.

— d'opium (laudanum liquide), quinze à trente-six gouttes.

— de pivoine, demi-gros à un gros.

— de sagapenum, un scrupule à demi-gros.

— de valériane, demi-gros à un gros.

2.°

Extrait gommeux d'opium, demi-grain à deux grains.

— d'aconit, un à dix grains.

— de belladona, demi-grain à deux grains.

— de ciguë, demi-grain à deux grains.

— de coquelicot, vingt-quatre grains à demi-gros.

— de cynoglosse, vingt-quatre grains à demi-gros.

— de douce amère, demi-gros à un gros.

---

(1) Intermède : un gros de mucilage et autant de sucre.

— de digitale pourprée, vingt-quatre grains à demi-gros.
— de feuilles d'oranger, demi-gros à un gros.
— de jusquiame, demi-grain à deux grains.
— de pavot blanc, demi-gros à un gros.
— de pivoine, *id.*
— de stramonium, demi-grain à deux grains.
— de toxicodendron, douze grains à deux gros.
— de valériane, quinze grains à deux gros.

3.°

Éthers muriatique, un scrupule à demi-gros.
— nitrique, *id.*
— sulfurique, *id.*
— acétique, *id.*
Liqueur minérale anodine d'Hoffman, *id.*
Ambre gris, dix à quinze grains (1).
Assa fœtida, douze à vingt-quatre grains (2).

---

(1) L'ambre se dissout également dans le mucilage et le sucre : l'assa-fœtida et le sagapenum, dans le mucilage et le sucre, ou plutôt encore dans un demi-jaune-d'œuf : le castoréum et le musc se dissolvent de la même manière, mais tous deux peuvent se passer d'intermèdes.

(2) Intermède, le jaune-d'œuf.

Castoreum, dix à vingt grains.
Musc, un à cinq grains.
Sagapenum, douze à vingt-quatre grains.

Correctifs.

Sirops de chevrefeuille.
— de coquelicot.
— de cynoglosse.
— de fleurs d'oranger.
— de nymphæa.
— de pavot blanc.
— de fleurs de pivoine.

On voit combien il est facile de formuler d'après les règles simples que je propose : puisqu'il n'est pas même nécessaire de choisir les composans, et qu'il suffirait de les prendre au hasard. Qu'un homme étranger à l'art de formuler veuille se faire composer une potion stimulante diffusible, il n'a qu'à prendre dans l'article qui les renferme, je suppose la seconde base, qui est le camphre, et l'intermède que la note indique; le premier sirop, celui de canelle, et la cinquième eau distillée, celle de menthe : en copiant la dose indiquée de la base, celles du sirop et de l'eau distillée, qui sont les mêmes pour toutes les potions, en observant l'ordre dans lequel j'indique de placer les composans, et la dose à laquelle se prescrivent les potions, il formulera ainsi qu'il suit :

Camphre, dix grains.

Acide acétique, quelques gouttes.
Poudre de gomme arabique, trente grains.
Sirop de canelle, une once.
Eau distillée de menthe, quatre onces.

Pour une potion stimulante dont on prendra une cuillerée à bouche par heure.

Rien n'est plus facile maintenant que de transformer toutes les potions en juleps : il suffit de retrancher une once d'eau distillée, et d'ajouter une demi-once de sirop ; c'est-à-dire, d'employer toujours une once et demie de sirop pour trois onces d'eau distillée, et la potion offrira la consistance visqueuse qui forme le caractère distinctif du julep.

CHAPITRE VIII.

DES SUCS, DES EXTRAITS, DES PULPES, DES CONSERVES, DES PATES, DES PASTILLES.

Les sucs se retirent, par l'expression, des fruits, des feuilles et des racines. Ils ont toutes les propriétés des plantes qui les fournissent, et sont très-employés dans le traitement des affections chroniques. C'est dans le moment de la plus grande sève, c'est-à-dire, au printemps, qu'on doit prescrire de préférence les sucs amers et anti-scorbutiques des plantes aqueuses, désignés communément sous le nom de sucs d'herbes.

Pour obtenir les sucs, on pile ou bien on râpe les végétaux selon leur nature : on ajoute un peu d'eau à ceux dont les sucs sont trop visqueux : on fait une macération de ceux qui n'en ont point : on soumet les uns et les autres à l'action de la presse, après les avoir enveloppés dans une toile très-forte. Ensuite, avant de les filtrer, on les clarifie, soit par la décantation, soit par l'intermède des blancs d'œufs, de l'alcool, d'un acide, ou par la seule action de la chaleur. Ceux qui renferment des principes volatils doivent être traités dans des vaisseaux clos.

Lorsqu'on fait évaporer les sucs, jusqu'à la consistance de sirop, et qu'on les place dans un endroit frais, les sels qu'ils contiennent se cristallisent; recueillis, lavés et séchés, ils portent le nom de sels essentiels des végétaux. On en faisait autrefois beaucoup usage. Différens suivant la plante qui les fournit, ils sont de la même nature que les sels minéraux et n'ont pas d'autres propriétés.

On retire une autre espèce de sels, nommés lixiviels, en dissolvant la partie saline des cendres végétales, et la faisant cristalliser après une évaporation convenable ; ils ne diffèrent des précédens que par le mode de préparation.

La plupart des sucs, excepté ceux qui sont acides, ne peuvent pas se garder au-delà de vingt-quatre heures : on les prescrit, ordinairement seuls, à la dose de six à huit onces ; mais ils fatiguent souvent l'estomac ; et l'on est alors obligé d'en donner beaucoup moins à-la-fois. On en fait des sirops, des pâtes et même des boissons, en mêlant deux à quatre onces de suc avec deux livres d'eau.

Pour remplacer les sucs pendant le cours de l'année, on prépare les extraits. Ces derniers ne sont autre chose que les principes immédiats des végétaux retirés, soit par l'expression, soit par l'eau ou l'alcool, et que l'on réduit à un très-petit volume, en évaporant une partie ou même la totalité du véhicule. Les extraits préparés avec la pulpe des fruits portent les noms de pulpes, de confections, de conserves ; ceux qui le sont seulement avec le sucs des fruits sont appelés robs ; ceux dont le mucilage forme la base, se nomment gelées. Plusieurs matières animales, telles que le musc, le castoréum, servent à faire des extraits.

Délayée dans l'eau, cette préparation pharmaceutique forme en effet un liquide analogue aux sucs. On administre rarement les extraits seuls; mais on les fait entrer dans les boissons, dans les apozêmes, dans les potions, dans les sirops et dans les pilules. Ils peuvent encore servir à préparer les pâtes et les pastilles.

Les pâtes sont toutes molles et élastiques; leur base est le mucilage, et le sucre mêlé à une infusion, à une décoction, à un suc, ou même à un extrait délayé dans l'eau : elles sont la plupart pectorales, telles que celles de jujubes, de guimauve, etc.

Les pastilles sont dures et cassantes; elles sont entièrement composées de sucre : on y joint, pour les faire cuire, une eau distillée ou une infusion, et l'on aromatise les pastilles avec quelques gouttes d'huile essentielle.

Ces diverses préparations sont officinales, et n'ont jamais besoin d'être formulées.

CLASSE PREMIÈRE.

SUCS TONIQUES OU STIMULANS.

ORDRE PREMIER.

Sucs toniques ou stimulans généraux.

ART. I.er *Sucs toniques amers.* (Fébrifuges, fondans, ou apéritifs, dépuratifs).

D'absinthe.
De camomille.
De chamædris.
De chamæpitis
De chardon-béni.
De chicorée sauvage.
De dent-de-lion.
De fumeterre.
De gentiane.
De houblon.
De petite centaurée.
De pissenlit.
De saponaire.

ART. II. *Sucs toniques astringens.* (Styptiques.)

De plantain.
De patience.
De bistorte.
De tormentille.
De verveine.

ORDRE SECOND.

Sucs toniques ou stimulans spéciaux.

ART. I.er *Sucs stimulans du systême dermoide.* (Diaphorétiques, sudorifiques.)

De bardane.
De gratiole.
De scabieuse.
De bourrache.
De buglosse.
De scordium.

ART. II. *Sucs stimulans du systême bronchique.* (Expectorans.)

D'ortie blanche.

ART. III. *Sucs stimulans du systême lymphatique.* (Anti-scorbutiques.)

De beccabunga.
De cresson.
De cochléaria.
De véronique.
De trêfle d'eau.
De raifort sauvage.

ART. IV. *Sucs stimulans du systême urinaire.* (Diurétiques.)

De cerfeuil.
De persil.
D'ache.
De pariétaire.

CLASSE SECONDE.

Sucs sédatifs.

De douce amère.
De pivoine.
De laitue.
De joubarbe.
De nénuphar.

CLASSE PREMIÈRE.

EXTRAITS TONIQUES OU STIMULANS.

ORDRE PREMIER.

Extraits toniques ou stimulans généraux.

ART. I.er *Extraits toniques, ou stimulans persistans aromatiques.* (Stomachiques, carminatifs.)

Extrait d'angélique, demi-gros à un gros.
— d'arnica, *id.*
— d'anis, ou de badiane, *id.*
— de canelle, *id.*
— de calamus aromaticus, *id.*
— de galanga, *id.*
— de gingembre, vingt-quatre grains à demi-gros.
— de girofle, *id.*
— de macis, *id.*
— de thym, demi-gros à un gros.

Art. II. *Extraits toniques amers et aromatiques.* (Fébrifuges, fondans, ou apéritifs, dépuratifs).

Extrait d'absinthe, demi-gros à un gros.
— d'angusture, *id.*
— d'aristoloche, *id.*
— d'aunée, *id.*
— de camomille, vingt-quatre grains à demi-gros.
— de canelle blanche, demi-gros à un gros.
— de cascarille, *id.*
— de chamædris, *id.*
— de chamæpitis, *id.*
— de chardon-béni, *id.*
— de chicorée sauvage, *id.*
— de columbo, *id.*
— de dent-de-lion, *id.*
— de fumeterre, *id.*
Électuaire de codaga pâle, *id.*
Extrait de gentiane, vingt-quatre grains à demi-gros.
— de ginsing, demi-gros à un gros.
— de houblon, *id.*
— de pareira-brava, *id.*
— de petite centaurée, *id.*
— de pissenlit, *id.*
— de quassia amara, *id.*

— de quinquina, deux gros à demi-once.
— de ruthania, demi-gros à un gros.
— de saponaire, *id.*
— de serpentaire de Virginie, *id.*
— de simarouba, un à deux gros.
— de trifolium fibrinum, vingt-quatre grains à demi-gros.
— de zédoaire, *id.*
— de gélatine. (1).

ART. III. *Extraits toniques astringens.* (Styptiques).

Extrait de cachou, demi-gros à un gros.
— de patience, *id.*
— de bistoite, *id.*

---

(1) Prenez deux pieds de veau, faites-les bouillir dans quatre pintes d'eau que vous réduirez à moitié; passez la liqueur; remettez-la au feu avec un demi-setier de vin, quatre onces de sucre et le jus de deux citrons. Clarifiez avec des blancs-d'œufs. On en forme des tablettes qu'on emploie dans les fièvres intermittentes; la dose est de trente-six gros que l'on fait liquéfier à une douce chaleur pour lui donner une consistance sirupeuse, ou que l'on dissout dans de l'eau tiède; on peut y joindre un aromate.

— de tormentille, *id.*
— d'écorce de chêne, *id.*
Conserve de cynorrhodon, *id.*
— de roses, *id.*

ORDRE SECOND.

Extraits toniques ou stimulans spéciaux.

Art. I.er *Extraits stimulans du systême lymphatique.* (Anti-scorbutiques).

Extrait de beccabunga, un gros à deux gros.
— de cresson, *id.*
— de cochléaria, *id.*
— de véronique, *id.*
— de trèfle d'eau, *id.*
— de raifort sauvage, *id.*
Conserve de cochléaria, *id.*

Art. II. *Extraits stimulans du systême dermoïde.* (Diaphorétiques, sudorifiques).

Extrait de gayac, demi-gros à un gros.
— de sassafras, *id.*
— de salsepareille, *id.*
— de squine, *id.*
— de bardane, *id.*
— de gratiole, *id.*
— de lobélie, six à dix-huit grains.

— de scabieuse, demi-gros à un gros.
— de bourrache, *id.*
— de buglosse, *id.*
— de scordium, *id.*

Conserve de fleurs de bourrache. *id.*

ART. III. *Extraits stimulans du système bronchique.* (expectorans).

Extrait de réglisse, une once à deux onces.
— de millefeuille, demi-gros à un gros.
— d'ortie grièche, *id.*
— de polygala de Virginie, *id.*
— de polygala amer, *id.*
— de scille, deux à quatre grains.

Conserve de lierre terrestre, demi-gros à un gros.

ART. IV. *Extrait stimulant des tuniques de l'estomac.* (Émétique).

Extrait d'asarum, vingt-quatre grains.

ART. V. *Extraits stimulans des tuniques intestinales.* (Cathartiques, drastiques, anthelmintiques).

1.° *Extraits purgatifs.*

Extrait de rhubarbe, demi-gros à un gros.
— de rapontic, un gros à deux gros.
— d'ellébore, douze à vingt-quatre grains.

— de nicotiane, un à six grains.
— d'aloës, six à douze grains.
Conserve de roses pâles, un gros à deux gros.

2.° *Extraits anthelmentiques.*

Extrait de coloquinte, deux à six grains.
— de concombre sauvage, *id.*
— de fougère mâle, un à deux gros.
Suc de papayer, une cuillerée à bouche (*dans trois cuillerées d'eau bouillante*).

Art. VI. *Extraits stimulans du systême urinaire.* (Diurétiques).

Extrait de scille, deux à quatre grains.
— de digitale pourprée, vingt-quatre grains à demi-gros.
— d'asperge, demi-gros à un gros.
— de cerfeuil, *id.*
— de genièvre, *id.*
— de persil, *id.*
— de petit houx, demi-gros à un gros.
— d'ache, *id.*
— de pariétaire, *id.*
Rob de genièvre, un gros à deux gros.

Art. VII. *Extraits stimulans du systême générateur.* (Emménagogues).

Extrait d'armoise, vingt-quatre grains à demi-gros.

— d'aristoloche, *id.*
— de sabine, *id.*
— de safran, *id.*
Conserve de rue, *id.*

CLASSE SECONDE.

Extraits sédatifs.

ART. I.er *Extraits sédatifs du systême bronchique.* (Béchiques, pectoraux).

Extrait de chiendent, deux à quatre gros.
— de lichen d'Islande, *id.*
Mucilage de gomme arabique, une once à deux onces.
— de gomme adraganthe, demi-gros à un gros.

ART. II. *Extraits sédatifs du systême nerveux.* (Anodins, calmans, anti-spasmodiques, narcotiques).

Extrait gommeux d'opium, un quart de grain à trois grains.
— d'aconit, six à douze grains.
— de belladona, un à six grains.
— de cigue, un à six grains.
— de coquelicot, demi-gros à un gros.

— de cynoglosse, vingt-quatre grains à demi-gros.
— de douce-amère, *id.*
— de digitale pourprée, *id.*
— de feuilles d'oranger, demi-gros à un gros.
— de jusquiame, un à quatre grains.
— de pavot, demi-gros à un gros.
— de pivoine, *id.*
— de stramonium, un à six grains.
— de toxicodendron, douze à vingt-quatre grains.
— de valériane, vingt-quatre grains à demi-gros.

Électuaire diascordium, demi-gros à un gros.
Thériaque, *id.*

CHAPITRE IX.

DES POUDRES, DES OPIATS, DES ÉLECTUAIRES ET DES TABLETTES.

On peut réduire en poudre tous les corps secs et peu volatils ; telles sont les substances tirées du règne minéral, excepté les sels déliquescens, toutes les parties des végétaux, la plupart de leurs produits immédiats, et quelques matières animales. La contusion, la trituration, la porphyrisation, la cribration, la lévigation, la sublimation et la précipitation, sont les différens moyens qu'on emploie pour préparer les poudres. Plusieurs substances ne peuvent être pulvérisées seules, et nécessitent l'addition d'un autre corps.

On forme des poudres simples et des poudres composées; pour obtenir ces dernières, il faut traiter chaque substance séparément et suivant les procédés mécaniques ou chimiques convenables à sa nature : on les réunit ensuite dans l'ordre qu'exigent leurs propriétés.

Les poudres offrent l'avantage de ne point altérer les qualités des médicamens, et de les augmenter même chez ceux dont l'action porte sur les premières voies; aussi donnerait-on de préférence, sous cette forme, tous les remèdes susceptibles de la prendre, si plusieurs d'entre eux n'étaient pas d'un goût et d'une odeur désagréables.

Lorsque les poudres n'ont pas des propriétés médicales très-énergiques, on divise la dose qui doit se prendre pendant les vingt-quatre heures en plusieurs prises d'un scrupule à un gros; celles qui sont plus actives peuvent également se diviser en prises, pourvu qu'on y réunisse une quantité déterminée de poudre inerte, comme celles de racine de guimauve ou de racine de réglisse ; mais il vaut mieux alors les administrer en pilules ou en bols.

Les malades peuvent avaler ces prises de plusieurs façons : tantôt on les enveloppe dans un morceau de pain azyme, d'autrefois on les délaie dans un demi-verre de tisane, de vin, dans une cuillerée de sirop, de confiture, de soupe, etc.

Si l'on ajoute aux poudres assez de miel ou de sirop pour leur donner une consistance molle; on forme alors ce qu'on appelle des opiats, que l'on administre en une ou plusieurs doses, enveloppés dans un pain azyme; si la mollesse est moindre, et ne dépasse point la consistance des extraits, ils prennent le nom d'électuaire, et se donnent de la même manière que les opiats.

On peut encore préparer avec la plupart des poudres des tablettes (*tabellæ*, *tabulæ*, *vel electuaria solida*). On ajoute alors dix à vingt fois autant de sucre, et quantité suffisante de mucilage pour en faire une pâte que l'on divise en tablettes, de formes arbitraires, et que l'on fait sécher à l'étuve. Rarement formule-t-on les tablettes; comme elles se conservent parfaitement, on trouve dans les officines celles dont on fait le plus d'usage : telles que les tablettes chalibées, celles de soufre, celles d'ipécacuanha, faussement appelées pastilles, etc.

Parmi les poudres énergiques, soit qu'on les donne en prises, en opiats, en électuaires ou en tablettes : on divisera la dose qui doit se prendre pendant vingt-quatre heures en autant de fractions qu'il y aura de grains prescrits, pour celles qui se donne depuis un jusqu'à six, de manière que chacune en contienne un ; chacune au contraire en contiendra deux pour les substances dont la dose est de douze à vingt-quatre grains ; tandis qu'on séparera en deux, trois et quatre fractions, ou même à volonté la dose des poudres moins actives dont on donne demi-gros, un gros, deux gros ou demi-once.

On prescrit encore les poudres sous forme de pilules et de bols, ainsi que nous le détaillerons au chapitre qui leur est destiné.

CLASSE PREMIÈRE.

POUDRES TONIQUES OU STIMULANTES.

ORDRE PREMIER.

Poudres stimulantes ou toniques générales.

ART. I.er *Poudres stimulantes diffusibles.*

— De

Camphre, deux à douze grains.
Muriate d'ammoniaque, douze à vingt-quatre grains.
Carbonate d'ammoniaque, six à douze grains.

ART. II. *Poudres stimulantes persistantes, ou aromatiques.* (Carminatives, stomachiques.)

— De

Racine d'angélique, vingt-quatre à trente-six grains.
Semences d'anis, *id.*
— de badiane, *id.*
— de fenouil, *id.*
— de cumin, *id.*
— de carvi, *id.*
Racine d'ache, *id.*
— de persil, *id.*
Semences de carottes, *id.*

Feuilles de menthe, *id.*
— de mélisse, *id.*
— de romarin, *id.*
— de basilic, *id.*
— de sauge, *id.*
— de serpolet, *id.*
— de marjolaine, *id.*
— de pouliot, *id.*
— de mélilot, *id.*
— de thym, *id.*
— de lavande, *id.*
Racine d'arnica, *id.*
Écorce de canelle, douze à vingt-quatre grains.
— d'orange, vingt-quatre à trente-six grains.
— de citron, *id.*
Bois de santal, *id.*
Racine de calamus aromaticus, *id.*
— de gingembre, six à douze grains.
Girofle, *id.*
Vanille, *id.*
Macis, *id.*

Art. III. *Poudres toniques, amères et aromatiques.* (Fébrifuges, apéritives ou fondantes, dépuratives.)

— De

Feuilles d'absinthe, vingt-quatre grains à demi-gros.

— de chamædris, demi-gros à un gros.

— de chamæpitis, *id.*

— de petite centaurée, *id.*

Sommités de houblon, *id.*

Écorce de cascarille, *id.*

— d'angusture, douze à vingt-quatre grains.

— de saule, vingt-quatre grains à demi-gros.

— de canelle blanche, *id.*

— de simarouba, *id.*

— de quassia amara, *id.*

— de tamarisc, *id.*

— de quinquina, demi-gros à demi-once.

Racine de columbo, vingt-quatre grains à demi-gros.

— de gratiole, *id.*

— de serpentaire de Virginie, *id.*

— de gentiane, *id.*

— de benoîte, *id.*

— d'aristoloche, *id.*

— de ginsing, un gros à deux gros.

— de Jean de Lopez, un scrupule à demi-gros.

— d'aunée, demi-gros à un gros.

— de patience, *id.*

— de fumeterre, *id.*

— de saponaire, *id.*

— de fausse oronge, douze à vingt-quatre grains.

Art. IV. *Poudres toniques astringentes.* (Styptiques.)

— De

Feuilles d'aigremoine, demi-gros à un gros.
Racine de garance, *id.*
Écorce de grenade, *id.*
— de chêne, *id.*
Feuilles de véronique, *id.*
Racine de tormentille, *id.*
— de bistorte, *id.*
Feuilles de busserole, *id.*
Bois de campêche, *id.*
Racine de patience, *id.*
Extrait de cachou, *id.*
Gomme kino, *id.*
Résine de sang dragon, vingt-quatre grains à demi-gros.
Limaille de fer, douze à vingt-quatre grains.
Étiops martial, *id.*
Safran de mars apéritif, *id.*
Safran de mars astringent, *id.*
Sulfate de fer, six à douze grains.
Carbonate de fer, douze à vingt-quatre grains.
Tartrate de potasse et de fer, *id.*
Alun, six à douze grains.
Magnésie, douze à vingt-quatre grains.

ORDRE SECOND.

Poudres toniques ou stimulantes spéciales.

ART. I.er *Poudres stimulantes du système dermoïde.* (Diaphorétiques, sudorifiques, anti-herpétiques).

— De

Fleurs de sureau, demi-gros à un gros.
Feuilles de bourrache, *id.*
— de charbon-béni, *id.*
Bois de gayac, *id.*
— de sassafras, *id.*
Tiges de salsepareille, *id.*
Racine de bardane, *id.*
— de contrayerva, *id.*
— de vincetoxicum, *id.*
— de squine, *id.*
— de scabieuse, *id.*
Fleurs de soufre lavé, six à douze grains.
Sulfure de potasse, *id.*
Sulfite sulfuré de soude, douze à vingt-quatre grains.

ART. II. *Poudres stimulantes du système bronchique.* (Expectorantes).

— De,

Feuilles d'ortie blanche, demi-gros à un gros.
— d'hysope, *id.*

— d'érysimum, *id.*

— de capillaire, *id.*

Semences de phellandrium, *id.*

Racines de polygala de Virginie.

— de Polygala amer, *id.*

Baume de benjoin, six à douze grains.

— de Tolu, *id.*

Acide benzoique, un à six grains.

Squammes de scille, deux à quatre grains.

Kermès, demi-grain à deux grains.

Soufre doré, *id.*

ART. III. *Poudres stimulantes des tuniques de l'estomac.* (Emétiques.)

— De

Feuilles d'asarum, quinze à vingt-quatre grains.

Fleurs de camomille, *id.*

Racine d'ipécacuanha, *id.* (1)

Emétique, deux grains (1).

---

(1) On administre l'ipécacuanha ainsi que l'émétique dans deux verres d'eau tiède ou de bouillon aux herbes, et l'on aide leur action, en faisant boire une légére infusion de fleurs de camomille. Lorsque les émétiques agissent avec trop de force sur l'estomac, on administre

Racine de violettes, quinze à vingt-quatre grains.
Kermès, deux à six grains.
Soufre doré, *id.*
Verre d'antimoine, *id.*
Fleurs d'antimoine, *id.*
Poudre d'algaroth, *id.*
Turbith minéral, *id.*

Art. IV. *Poudres stimulantes des tuniques intestinales.* (Cathartiques, drastiques, anthelmintiques.)

1.° *Poudres purgatives.*

— De
Racine de rhubarbe, demi-gros à un gros.
— de rapontic, un gros à deux gros.
— d'ellébore, douze à vingt-quatre grains.
— d'élatérium, deux à six grains.
— d'iris de Florence, 12 à 24 grains.
— de jalap, *id.*
— de méchoacan, un gros à deux gros.
Feuilles de séné, 24 grains à demi-gros.
Agaric blanc, demi-gros à un gros.
Résine de jalap, six à douze grains.
Gomme gutte, *id.*

---

de la limonade, quelques gouttes d'huile essentielle ou de laudanum suivant les cas.

Cristaux de lune, deux à six grains.
Sublime doux, six à douze grains.

2.° *Poudres anthelmintiques.*

— De

Fleurs de pêcher, un gros à deux gros.
— de tanaisie, *id.*
Racine de mûrier blanc, *id.*
— de fougère mâle, *id.* (1)
Semences de santoline, demi-gros (2).

---

(1) *Traitement avec la fougère contre le tœnia.* — Décoction de pain avec beaucoup de beurre. Le 2.e jour, lavement avec feuilles de mauve, huile d'olives, muriate de soude. Poudre de fougere mâle, trois gros dans eau distillée de tilleul. Mâcher de l'écorce de citron s'il y a nausées. Deux heures après, un bol avec panacée mercurielle, scammonée, de chaque douze grains · gomme-gutte, cinq grains, et quantité suffisante de confection d'hyacinthe; Une ou deux tasses d'infusion de thé vert, et si le bol n'est pas assez purgatif, un gros à une once de sulfate de soude.

(2) On donne aux enfans la poudre de sementine mêlée de confiture. On prépare aussi des biscuits avec elle.

Semences de cévadille, demi-gros (1).

---

(1) *Traitement anthelmintique avec la cévadille.* — Lâcher le ventre avec de la rhubarbe ou du sulfate de soude : le lendemain, poudre de cévadille, huile de fenouil, de chaque demi-gros, avec sucre quantité suffisante : pour boisson, infusion de camomille ou de sureau : une heure après, un bouillon de gruau. Le 2.e jour, *idem*, le 3.e, partager le même remède entre le matin et le soir ; le 4.e, *idem* ; le 5.e, *idem*, mais après avoir pris le matin demi-gros de rhubarbe et huit grains de résine purgative. Le 6.e, trois bols, chacun avec cinq grains de cévadille et du miel. On continue ainsi jusqu'à ce que le malade n'ait plus de douleurs abdominales, et ne rende plus de mucosités, quelquefois pendant vingt jours.

Traitement pour les enfans. — Poudre de cévadille, deux grains dans une cuillerée à café de sirop de rhubarbe, et par dessus une cuillerée à bouche d'infusion de cévadille avec un peu de sirop et de lait ; autant le soir ; et le 5.e jour, dix à douze grains de poudre de racine de rhubarbe.

Autre traitement pour les adultes. — Poudre de cévadille, deux grains avec miel pour une pilule. On prend six de ces pilules à jeûn pendant huit jours, et le 9.e, douze

Mousse de Corse, demi-gros (1).
Coloquinte, deux à six grains.
Etain, dix à vingt grains.
Oxide blanc d'etain, six à douze grains.

ART. V. *Poudres stimulantes du systême urinaire.* (Diurétiques.)

— De
Feuilles de pariétaire, demi-gros à un gros.
— de digitale pourprée, *id.*
Racines d'ache, *id.*
— d'asperge, *id.*
— de persil, *id.*
— de fenouil, *id.*
— de cerfeuil, *id.*
— de petit houx, *id.*
— de raisin d'ours, *id.*
— de bardane, *id.*
Scille, deux à quatre grains.
Baies de genièvre, demi-gros à un gros.
Cochenille, vingt-quatre grains à demi-gros.

---

grains de poudre de racine de valériane sauvage, avec trois grains de gomme-gutte

(1) On donne la mousse de Corse, en infusion dans l'eau, le lait; sa poudre, dans du sirop, du miel : en confection; en confiture : on en fait une gelée, des gâteaux, etc.

Nitrate de potasse, 12 à 24 grains (1).

ART. VI. *Poudres stimulantes du système générateur.* (Emménagogues.)

— De

Feuilles de sabine, douze à vingt-quatre grains.
— de rhue, douze à vingt-quatre grains.
— d'armoise, demi-gros à un gros.
— de matricaire, *id.*

Fleurs de safran, douze à vingt-quatre grains.

Racine d'aristoloche, demi-gros à un gros.

Myrrhe, vingt-quatre grains à demi-gros.

Ammoniacum, quatre à six grains.

Galbanum, *id.*

CLASSE SECONDE.

Poudres sédatives.

(*Calmantes, anti-spasmodiques, anodines, narcotiques.*)

— De

Feuilles de digitale pourprée, 24 grains à demi-gros.
— de morelle, un à quatre grains.
— de jusquiame, *id.*

---

(1) On a remarqué que le nitre donné en poudre excitait fort peu la secrétion des urines : il n'a cette propriété qu'autant qu'il est dissout dans une grande quantite d'eau.

— de belladona, *id.*
— d'oranger, demi-gros à un gros.
— d'acouit, un à six grains.
— de douce-amère, demi-gros à un gros.
Racine de pivoine, *id.*
— de valériane, *id.*
— de cynoglosse, *id.*
Musc, deux à six grains.
Castoréum, douze à vingt-quatre grains.
Ambre, *id.*

En observant les règles simples que nous proposons, rien n'est plus facile que de formuler; exemples :

1.° *Poudre tonique amère.*

Ecorce de quinquina en poudre, demi-once.
A diviser en quatre prises.

2.° *Opiat purgatif.*

Poudre de résine de jalap, douze grains.
— de racine de réglisse, un demi-gros.
— miel, quantité suffisante pour donner en consistance molle, à diviser en six parties.

3.° *Electuaire diurétique.*

Poudre de scille, quatre grains.
— de racine de guimauve, demi-gros.
Sirop des cinq racines apéritives, quantité suffisante à diviser en quatre parties.

4.° *Tablettes astringentes.*

Safran de mars apéritif, vingt-quatre grains.
Sucre, quatre gros.
Mucilage, quantité suffisante.
A diviser en quatre tablettes.

Si l'on veut faire une formule composée, on réunira plusieurs poudres en diminuant progressivement leur dose respective ; mais il faut avoir soin d'assembler celles qui sont analogues par leur poids. Une poudre pesante, telle que la limaille de fer, ne se mêlerait qu'imparfaitement et d'une manière inégale avec des poudres végétales.

EXEMPLE.

Poudre astringente composée.

Poudre de racine de bistorte, vingt-quatre grains.
Poudre de cachou, *id.*
Magnésie blanche, huit grains.
Mêler et diviser en quatre prises.

CHAPITRE X.

DES PILULES ET DES BOLS. (*Catapocia, pilulæ.*)

Pour épargner aux malades le dégoût qu'inspirent plusieurs médicamens d'une odeur et d'une saveur également désagréables, on fait avec ces derniers de petits corps sphériques qu'on appelle pilules ou bols, suivant leur volume. Les premières sont ordinairement de quatre ou six grains, et les seconds de vingt-quatre grains, d'un demi-gros ou même d'un gros. Cette forme convient sur-tout aux substances énergiques, quoique toutes les autres puissent également la recevoir.

Il faut que les matières dont on veut faire des pilules aient une consistance molle et flexible : ainsi les médicamens solides veulent un excipient plus ou moins liquide, et les substances liquides en demandent un plus ou moins solide. La nature de la base influe, de plus, dans la formule, sur le choix de l'excipient; une poudre métallique ne peut s'unir avec une poudre légère, car le mélange ne se ferait pas exactement : c'est un extrait ou une conserve qui doit la recevoir. Une poudre légère doit avoir, au contraire, pour excipient, un sirop, du miel ou du mucilage. Les baumes, les résines liquides, les huiles volatiles, etc., réclament l'addition d'une poudre.

Lorsque les pilules sont faites avec des médicamens énergiques, comme la dose en est peu considérable, l'excipient sert principalement à leur donner un volume suffisant; aussi choisit-on quelquefois des poudres inertes comme celles de racine de guimauve ou de réglisse : cependant il vaut mieux en prendre une dont l'effet soit analogue à celui de la base : le sirop ou le miel, dont on se sert alors pour donner à la masse la consistance nécessaire, fait la fonction d'intermède. Pour masquer encore davantage le goût des pilules, on les enveloppe souvent de feuilles d'or ou d'argent; cette légère couche métallique s'oppose à leur dissolution, déja lente sans ce nouvel obstacle; il faut donc préférer un autre correctif qui n'offre point cet inconvénient, et la poudre de réglisse est presque toujours celui qu'on emploie pour y rouler les pilules. Cette lenteur qu'elles mettent à se fondre dans l'estomac, rend en général leur usage plus opportun dans le traitement des affections chroniques, que dans celui des maladies inflammatoires, et l'on doit toujours boire une certaine quantité de liquide après les avoir avalées. Aussi, rien n'est moins avantageux que d'avoir, dans les officines, des pilules toutes prêtes; car plus elles sont anciennes, plus elles sont dures et insolubles. Il faut, au contraire, les faire préparer à mesure qu'on en a besoin, et toujours en petite quantité, pour qu'elles conservent le peu de mollesse qu'elles ont en sortant des mains du pharmacien.

Quelques personnes avalent difficilement les pilules et ne peuvent en faire usage : on ne doit pas non plus les prescrire aux enfans.

Pour formuler aisément toutes sortes de pilules, il faut tâcher de s'attacher à des règles faciles et générales, et voici celles que je propose.

Premièrement, faites toutes les pilules du poids de six grains, sans y comprendre l'intermède : secondement, ajouter aux substances énergiques dont la dose est par jour d'un quart de grain à un grain, vingt-trois autant fois d'excipient, et seulement cinq fois autant à celles dont la dose est d'un grain à six, de manière que chaque pilule contienne un quart de grain de la base dans le premier cas, et un grain dans le second : n'ajouter, au contraire, que le double d'excipient aux substances qui se prescrivent depuis six jusqu'à vingt-quatre grains, de manière que chaque pilule contienne deux grains de la base. Quant aux médicamens dont on donne plus de vingt-quatre grains, soit poudres, soit extraits, ils n'ont pas besoin d'excipient pour augmenter leur volume : on en fera des pilules également de six grains par l'intermède du mucilage de miel ou d'un sirop, et l'on prescrira autant de ces dernières, en poids, qu'on l'aurait fait des poudres ou des extraits eux-mêmes, puisqu'ils n'auront changé que de forme. On trouvera aux deux chapitres des extraits et des poudres, la dose à laquelle chacun d'eux doit s'administrer. Au reste, c'est avec ces médicamens moins actifs, qu'on fait les bols de préférence ; et je serais d'avis de ne pas porter leur poids au de-là de vingt-quatre à trente-six grains.

CLASSE PREMIÈRE.

PILULES TONIQUES OU STIMULANTES.

ORDRE PREMIER.

Pilules toniques ou stimulantes générales.

ART. I.er *Pilules stimulantes diffusibles.*

Bases.

Phosphore, un quart de grain à un grain. —

Vingt-trois fois autant d'excipient. — Dose, une à quatre pilules.

Camphre, deux à douze grains.—Deux fois autant d'excipient. — Dose, une à six pilules.

Muriate d'ammoniaque, douze à vingt-quatre grains. — Deux fois autant d'excipient. — Dose, six à douze pilules.

Carbonate d'ammoniaque, six à douze grains. — Deux fois autant d'excipient. — Dose, trois à six pilules.

Excipiens.

Poudres.

De r. d'angélique.
De sem. d'anis.
— de badiane.
— de fenouil.
— de cumin.
— de carvi.
De r. d'ache.
— de persil.
De sem. de carottes.
De feuil. de menthe.
— de mélisse.
— de romarin.
De feuil. de basilic.
— de sauge.
— de serpolet.
— de marjolaine.
— de pouliot.
— de mélilot.
— de thym.
De r. d'arnica.
D'écorce d'orange.
— de citron.
De bois de Santal.
De r. de calamus aromaticus.

Extraits.

D'angélique.
D'arnica.
D'anis.
De badiane.
De calamus aromaticus.
De galanga.
De gingembre.
De girofle.
De macis.
De thym.

Intermèdes.

Mucilage de gomme arabique.
— de gomme adraganthe.

Miel.

Sirop de canelle.
— de menthe.
— de mélisse.
— d'écorces d'orange.
— de succin.

Art. II. *Pilules stimulantes persistantes.*
(Stomachiques, carminatives.)

Bases.

Poudre de canelle, douze à vingt-quatre grains. — Deux fois autant d'excipient. — Dose, six à douze pilules.

Poudre de gingembre, six à douze grains. — Deux fois autant d'excipient. — Dose, trois à six pilules.

Poudre de girofle, *id.* — Excipient, *id.* — Dose, *id.*

Poudre de macis, *id.* — Excipient, *id.*—Dose, *id.*

Poudre de vanille, *id.* — Excipient, *id.* — Dose, *id.*

Employez les mêmes excipiens et les mêmes intermèdes que ceux de l'article précédent.

Art. III. *Pilules toniques amères et aromatiques.* — (Apéritives ou fondantes, dépuratives.)

Bases.

Savon médicinal, six à vingt-quatre grains. — Deux fois autant d'excipient. — Dose, trois à douze pilules.

Poudre de fausse-oronge, douze à vingt-quatre grains. — Deux fois autant d'excipient. — Dose, six à douze pilules.

Excipiens.

Poudres.

De feuil. d'absinthe.
— de chamædris.
— de petite centaurée.
De sommités de houblon.
D'écorces de cascarille.
— d'angusture.
— de saule.
— de canelle blanche.
— de simarouba.
— de quassia-amara.
— de tamarisc.
De r. de columbo.
De r. de gratiole.
— de serpentaire de Virginie.
— de gentiane.
— de bénoite.
— d'aristoloche.
— de ginsing.
— d'aunée.
— de patience.
— de fumeterre.
— de saponaire.
— de r. de Jean-de-Lopez.

Extraits.

D'absinthe.
D'angusture,
D'aristoloche.
D'aunée.
De camomille.
De canelle blanche.
De cascarille.
De chamædris.
De chamæpitis.
De chardon-béni.
De chicorée sauvage.
De columbo.
De dent-de-lion.
De fumeterre.
De gentiane.
De ginsing.
De houblon.
De paraira brava.
De petite centaurée.
De pissenlit.
De quassia-amara.
De quinquina.
De ruthania.
De saponaire.
De serpentaire de Virginie.
De simarouba.
De trifolium fibrinum.
De zédoaire.

Electuaire de codaga pâle.

Intermèdes.

Mucilage de gomme arabique.
— de gomme adraganthe.

Miel.

Sirops d'absinthe.
— de camomille.
— de cascarille.
— de chicorée simple.
— de fumeterre.
— de quinquina.
— de simarouba.

Art. IV. *Pilules toniques astringentes.* (Styptiques.)

Bases.

Alun, six à douze grains. — Deux fois autant d'excipient. — Dose, trois à six pilules.

Sulfate de fer vert, *id.* — Excipient, *id.* — Dose, *id.*

Limaille de fer, douze à vingt-quatre grains. — Deux fois autant d'excipient. — Dose, six à douze pilules,

Ethiops martial, *id.* — Excipient, *id.* — Dose, *id.*

Safran de mars astringent, *id.* — Excipient, *id.* — Dose, *id.*

Safran de mars apéritif, *id.* — Excipient, *id.* — Dose, *id.*

Carbonate de fer, *id.* — Excipient, *id.* — Dose, *id.*

Tartrate de potasse et de fer, *id.* — Excipient, *id.* — Dose, *id.*

Magnésie, *id.* — Excipient, *id.* — Dose, *id.*

Excipiens.

Poudres.

De feuil. d'aigremoine.
De r. de garance.
D'écorce de grenade.
— de chêne.
De r. de patience.
De gom. kino.
De résine de sang-dragon.

De feuil. de véronique. De feuil. de busserole.
De r. de tormentille. De bois de campêche.
— de bistorte.

Extraits.

De cachou. D'écorce de chêne.
De bistorte. De tormentille.
De patience.
Conserve de cynorrhodon. — de roses.

Intermèdes.

Mucilage de gomme arabique.
— de gomme adraganthe.

Miel.

Sirops d'alléluia. — de coings.
— des cinq racines apéritives. — de corail.
— d'erysimum.
— de citron. — de grenade.
— de chou rouge. — de vinaigre.

ORDRE SECOND.

Pilules toniques ou stimulantes spéciales.

ART. I.er *Pilules stimulantes du système lymphatique.* (Anti-scorbutiques, anti-syphilitiques.)

Bases.

Mercure doux, un quart de grain à un grain.

— Vingt-trois fois autant d'excipient. — Dose, une à quatre pilules.

Oxide gris de mercure, *id.* — Excipient, *id.* Dose, *id.*

Excipiens.

Extraits.

De beccabunga.
De cochléaria.
De cresson.
De véronique.
De trefle d'eau.
De raifort sauvage.

Conserve de cochléaria.

Intermèdes.

Mucilage de gomme arabique.
— de gomme adraganthe.

Miel.

Sirops anti-scorbutique.
— de beccabunga.
— de belet.
— de cochléaria.
— de cresson.

Art. II. *Pilules stimulantes du systême dermoïde.* (Diaphorétiques, sudorifiques, anti-herpetiques.)

Bases.

Fleurs de soufre lavées, dix à vingt grains. — Deux fois autant d'excipient. — Dose, cinq à dix pilules.

Sulfure de potasse, six à douze grains. — Deux fois autant d'excipient. — Dose, trois à six pilules.

Sulfite sulfuré de soude, douze à vingt-quatre grains. — Deux fois autant d'excipient. — Dose, six à douze pilules.

Extrait de lobélie, six à dix-huit grains. — Deux fois autant d'excipient. — Dose, trois à neuf pilules.

Excipiens.

Poudres.

De fleurs de sureau.
De feuilles de bourrache.
— de chardon-béni.
De bois de gayac.
— de sassafras.
De tiges de salsepareille.
De racine de bardane.
— de contrayerva.
— de vincetoxicum.
— de squine.
— de scabieuse.

Extraits.

De gayac.
De sassafras.
De salsepareille.
De squine.
De bardane.
De gratiole.
De scabieuse.
De bourrache.
De buglosse.
De scordium.
Conserve de fleurs de bourrache.

Intermèdes.

Mucilage de gomme arabique.
— de gomme adraganthe.

Miel.

Sirops de bourrache. — de scordium.
— de buglosse. — de Cuisinier.
— de salsepareille. — de foie de soufre.

ART. III. *Pilules stimulantes du systême bronchique.* (Expectorantes.)

Bases.

Poudre de scille, un à quatre grains — Cinq fois autant d'excipient — Dose, une à quatre pilules.

Extrait de scille, *id.* — Excipient, *id.* — Dose, *id.*

Kermès, un grain à deux grains. — Cinq fois autant d'excipient. — Dose, une à deux pilules.

Soufre doré, *id.* — Excipient, *id.* — Dose, *id.*

Acide benzoïque, un à six grains. — Cinq fois autant d'excipient. — Dose, une à six pilules.

Baume de benjoin, six à douze grains. — deux fois autant d'excipient. — Dose, trois à six pilules.

Baume de Tolu, *id.* — Excipient, *id.* — Dose, *id.*

Excipiens.

Poudres.

De feuilles d'ortie blanche.
— d'hysope.
— d'érysimum.
— de capillaire.
De semence de phellandrium.
De racine de polygala amer.
— de polygala de Virginie.

Extraits.

De réglisse.
De millefeuille.
D'ortie-grièche.
De polygala de Virginie.
De polygala amer.
Conserve de lierre terrestre.

Intermèdes.

Mucilage de gomme arabique.
— de gomme adraganthe.

Miel.

Sirops de benjoin.
— de Tolu.
— de capillaire.
— de grande consoude.
— d'hysope.
— de lierre terrestre.
— d'ortie-grièche.
— de vinaigre framboisé.
— de cerises.
— d'épine-vinettes.
— de framboises.
— de groseilles.
— de limon.
— de mûres.
— de vipère.

Art. IV. *Pilules stimulantes des tuniques de l'estomac* (1). (Émétiques.)

Bases.

Émétique, un à deux grains. — Cinq fois autant d'excipient. — Dose, une à deux pilules.

Kermès, deux à six grains. — Cinq fois autant d'excipient. — Dose, deux à six pilules.

Soufre doré, *id.* — Excipient, *id.* — Dose, *id.*

Verre d'antimoine, *id.* — Excipient, *id.* — Dose, *id.*

Fleurs d'antimoine, *id.* — Excipient, *id.* — Dose, *id.*

Poudre d'algaroth, *id.* — Excipient, *id.* — Dose, *id.*

Turbith minéral, *id.* — Excipient, *id.* — Dose, *id.*

Poudre de feuilles d'asarum, douze à vingt-quatre grains. — deux fois autant d'excipient. — Dose, six à douze pilules.

---

(1) On n'administre jamais les émétiques en pilules ; on le pourrait cependant, si les malades le demandaient.

— de fleurs de camomille, *id.* — Excipient, *id.* — Dose, *id.*

— de racine d'ipécacuanha, *id.* — Excipient, *id.* — Dose, *id.*

— de racine de violette, *id.* — Excipient, *id.* — Dose, *id.*

Extrait d'asarum, *id.* — Excipient, *id.* — Dose, *id.*

Excipiens.

Poudres.

De racine de rhubarbe.
— de rapontic.
— de méchoacan.
— de follicules de séné.
— d'agaric blanc.

Extraits.

De rhubarbe.
De rapontic.
Conserve de roses.
Pulpe de casse.
— de tamarin.
— de nerprun.
— de mirobolans.

Intermédes.

Mucilage de gomme arabique.
— de gomme adraganthe.

Miel.

Sirop de rhubarbe.
— de chicorée composée.
— de fleurs de pêcher.
— de roses pâles.
— de nerprun.
— de scammonée.
— de bétoine.
— de nicotiane.

Art. IV. *Pilules stimulantes des tuniques intestinales.* (Cathartiques, drastiques, anthelmintiques.)

1.° *Bases purgatives.*

Poudre d'élatérium, deux à six grains. — Cinq fois autant d'excipient. — Dose, deux à six pilules.

Cristaux de lune, *id.* — Excipient, *id.* — Dose, *id.*

Extrait de nicotiane, *id.* — Excipient, *id.* — Dose, *id.*

Mercure doux, six à douze grains. — Deux fois autant d'excipient. — Dose, trois à six pilules.

Gomme-gutte, *id.* — Excipient, *id.* — Dose, *id.*

Résine de jalap, *id.* — Excipient, *id.* — Dose, *id.*

Résine de scammonée, *id.* — Excipient, *id.* — Dose, *id.*

Extrait d'ellébore, douze à vingt-quatre grains, — Deux fois autant d'excipient. — Dose, six à douze pilules.

Extrait d'aloès, *id.* — Excipient, *id.* — Dose, *id.*

Poudre d'ellébore, *id.* — Excipient, *id.* — Dose, *id.*

Poudre d'iris de Florence, *id.* — Excipient, *id.* — Dose, *id.*

Poudre de r. de jalap, *id.* — Excipient, *id.* — Dose, *id.*

Employer les mêmes excipiens et les mêmes intermèdes que dans l'article précédent.

2.° *Bases anthelmintiques.*

Poudre de coloquinte, deux à six grains. — — Cinq fois autant d'excipient. — Dose, deux à six pilules.

Extrait de coloquinte, *id.* — Excipient, *id.* — Dose, *id.*

Poudre d'étain, dix à vingt grains. — Deux fois autant d'excipient. — Dose, cinq à dix pilules.

Oxide d'étain blanc, six à douze grains. — — Deux fois autant d'excipient. — Dose, trois à six pilules.

Employer les mêmes excipiens et les mêmes intermèdes que dans l'article précédent.

ART. VI. *Pilules stimulantes du système urinaire.* (Diurétiques.)

Bases.

Poudre de scille, quatre à deux grains. — Cinq fois autant d'excipient. — Dose, deux à quatre pilules.

Poudre de cantharides, un à deux grains. — — Cinq fois autant d'excipient. — Dose, une à deux pilules (1).

Extrait de scille, *id.* — Excipient, *id.* — Dose, *id.*

Nitrate de potasse, douze à vingt-quatre grains. — Deux fois autant d'excipient. — Dose, six à douze pilules.

Excipiens.

Poudres.

De feuil. de pariétaire.
— de digitale pourprée.
De r. d'asperges.
— de persil.
— de cerfeuil.
— de fenouil.
De r. de petit houx.
— de raisin d'ours.
— de bardane.
De baies de genièvre.
De cochenille.

Extraits.

De digitale pourprée.
D'asperges.
De cerfeuil.
De genièvre.
De persil.
De petit houx.
Rob de genièvre.

(1) On n'emploie les cantharides à l'intérieur que dans les paralysies de la vessie, et plutôt en potion avec la teinture, qu'en pilules.

Intermèdes.

Mucilage de gomme arabique.
— de gomme adraganthe.
Sirops d'ache.
— de cerfeuil.

ART. VII. *Pilules stimulantes du systême générateur.* (Emménagogues.)

Bases.

Gomme ammoniac, quatre à six grains. — Cinq fois autant d'excipient. — Dose, quatre à six pilules.

Gomme résine galbanum, *id.* — Excipient, *id.* — Dose, *id.*

Poudre de feuil. de sabine, douze à vingt-quatre grains. — Deux fois autant d'excipient. — Dose, six à douze pilules.

Poudre de feuil. de rhue, *id.* — Excipient, *id.* — Dose, *id.*

Poudre de fleurs de safran, *id.* — Excipient, *id.* — Dose, *id.*

Excipiens.

Poudres d'armoise.
— de matricaire.
— de myrrhe.
— de r. d'aristoloche

Extraits d'armoise.
— d'aristoloche.

Intermèdes.

Mucilage de gomme arabique.
— de gomme adraganthe.

Miel.

Sirops d'armoise. — de safran.
— de myrrhe.

CLASSE SECONDE.

PILULES SÉDATIVES.

(*Calmantes, anti-spasmodiques, anodines, narcotiques.*)

Bases.

Poudre de jusquiame, un à quatre grains. — Cinq fois autant d'excipient. — Dose, une à quatre pilules.

Poudre de morelle, *id.* — Excipient, *id.* — Dose, *id.*

Poudre de belladona, *id.* — Excipient, *id.* — Dose, *id.*

Poudre d'aconit, un à six grains. — Cinq fois autant d'excipient. — Dose, une à six pilules.

Extrait de belladona, *id.* — Excipient, *id.* — Dose, *id.*

Extrait de ciguë, *id.* — Excipient, *id.* — Dose, *id.*

Extrait de stramonium, *id.* — Excipient, *id.* — Dose, *id.*

Extrait de jusquiame, un à quatre grains. — — Cinq fois autant d'excipient. — Dose, une à quatre pilules.

Extrait gommeux d'opium, un quart de grain à un grain. — Vingt-trois fois autant d'excipient. — Dose, une à quatre pilules.

Extrait d'aconit, six à douze grains. — Deux fois autant d'excipient. — Dose, trois à six pilules.

Extrait de toxicodendron, douze à vingt-quatre grains. — Deux fois autant d'excipient. — Dose, six à douze pilules.

Castoréum, *id.* — Excipient, *id.* — Dose, *id.*

Ambre, *id.* — Excipient, *id.* — Dose, *id.*

Musc, deux à six grains. — Cinq fois autant d'excipient. — Dose, deux à six pilules.

Cuivre ammoniacal, un quart de grain à un grain. — Vingt-trois fois autant d'excipient. — Dose, une à quatre pilules.

Excipiens.

Poudres.

De feuil. de digitale pourprée.
— d'oranger.
— de douce-amère.
De r. de pivoine.
— de valériane.
— de cynoglosse.

Extraits.

De feuil. d'oranger.
De pavot.
— diascordium.
— thériaque.

Intermèdes.

Mucilage de gomme arabique.
— de gomme adraganthe.
Miel.
Sirops de chèvrefeuille.
— de coquelicots.
— de cynoglosse.
— de pivoine.
— de fleurs d'oranger.
— de nymphæa.
— de pavot blanc.

EXEMPLES.

Pilules fondantes.

Savon blanc, dix-huit grains.
Extrait de chicorée sauvage, un gros.
Sirop de quinquina, quantité suffisante.
Faites neuf pilules.

Pilules calmantes.

Extrait gommeux d'opium, un grain.
Poudre de feuilles d'oranger, vingt-trois grains.
Sirop diacode, quantité suffisante.
Faites quatre pilules.

Pilules amères toniques.

Extrait de quinquina, deux gros.
Miel, quantité suffisante.
Faites douze pilules ou quatre bols.

CHAPITRE XI.

DES REMÈDES EXTERNES.

Art. Ier. *Remèdes gazeux.*

1.° *Des Fumigations.*

Les fumigations sont formées par les principes volatils des corps. Elles sont toutes stimulantes, toniques et résolutives ; on les obtient par l'intermède du calorique. Les substances doivent être d'abord grossièrement pulvérisées ; celles qui proviennent des végétaux seront soumises à une chaleur modérée, par exemple, dans un vase de fer posé sur le feu. Les autres se jettent sur des charbons ardens, ou sur tout autre corps incandescent. Il faut frotter les parties malades avec une flanelle imprégnée de la fumigation, ou les exposer à cette émanation en les plaçant au-dessus des matières échauffées.

Bases toniques, stimulantes et résolutives.

Huiles volatiles, chauffées, un demi-gros.
Ethers, chauffés, demi-once.
Camphre, chauffé, un gros.

Sommités de menthe, chauffées, une demi-livre.		
— de romarin,	*id.*	*id.*
— de mélisse,	*id.*	*id.*
— de basilic,	*id.*	*id.*
— de sauge,	*id.*	*id.*
— de lavande,	*id.*	*id.*
— de mélilot,	*id.*	*id.*
— de marjolaine,	*id.*	*id.*
Semences de fenouil,	*id.*	*id.*
Fleurs de sureau,	*id.*	*id.*
Baies de genièvre,	*id.*	*id.*

Fleurs de soufre, jetées sur des charbons ardens, demi-gros.

Sulfures, jetés sur des charbons ardens, un gros.		
Baume de benjoin,	*id.*	*id.*
Muriate d'ammoniaque,	*id.*	*id.*
Succin,	*id.*	*id.*
Myrrhe,	*id.*	*id.*
Oliban,	*id.*	*id.*

2.° *Des Vapeurs.*

Les vapeurs sont les émanations humides qui s'élèvent d'un liquide plus ou moins chaud; elles sont résolutives, émollientes et calmantes. On les obtient par la décoction de plantes aromatiques, émollientes ou narcotiques; il suffit d'en mettre quatre onces par livre d'eau, et l'on peut ajouter une certaine quantité de vimaigre. On expose les parties du corps à la fumée d'une brique chaude, enveloppée avec un linge imbibé de la décoction, ou bien on couvre le vase qui la renferme avec un entonnoir renversé, qui sert à diriger la vapeur. On trouve dans plusieurs établissemens de bains publics, des appareils très-commodes pour l'emploi des fumigations et des vapeurs. Leur application, sur le corps, forme des espèces de bains entiers ou partiels.

Excipient. — Eau, une livre.

1.° *Bases aromatiques.*

Sommités de menthe, quatre onces.
— de romarin, *id.*
— de mélisse, *id.*
— de basilic, *id.*
— de sauge, *id.*
— de lavande, *id.*
— de mélilot, *id.*
— de marjolaine, *id.*
Fleurs de sureau, *id.*
Baies de genièvre, *id.*
Semences de fenouil, *id.*

2.° *Bases émollientes.*

Fleurs de mauve, quatre onces.
— de violettes, *id.*

Fleurs de bouillon blanc, quatre onces.
— de pied de chat, *id.*
— de tussilage, *id.*
— de mille-pertuis, *id.*
— de mille-feuille, *id.*
— de chardon-béni, *id.*
— de bugle, *id.*
Sommités de verveine, *id.*
— de véronique, *id.*
— de capillaire, *id.*
Feuilles de belledame, *id.*
— de scolopendre, *id.*
— de mercuriale, *id.*
— de poirée, *id.*
— de bette, *id.*
— de bon-Henri, *id.*
— d'épinards, *id.*
Racine de guimauve, *id.*

3.° *Bases calmantes et narcotiques.*

Feuilles de grande cigue, quatre onces.
— de morelle, *id.*
— de mandragore, *id.*
— de jusquiame, *id.*
— de belladona, *id.*

Art. II. *Remèdes liquides.*

1.° *Des Bains.*

On divise les bains en bains entiers, demi-bains, ou bains de siège : pédiluves : manu-luves. Tantôt ils se prennent froids, tantôt chauds, depuis vingt jusqu'à trente degrés. La durée de l'immersion, le nombre des bains, varient suivant les indications et suivant les sujets. On les prépare en faisant bouillir de matières végétales, ou fondre des substances salines, sulfureuses, métalliques, dans l'eau, qui forme presque toujours l'excipient de ce remède externe.

Bases toniques, stimulantes, diffusibles.

Ammoniaque, deux onces, par mélange.

Carbonate d'ammoniaque, huit onces par dissolution.

Muriate d'ammoniaque, *id.*, par dissolution.

Acétique d'ammoniaque, *id.*, par mélange.

Alcool camphré, une livre, par mélange.

Savon médicinal, demi-livre à une livre, par dissolution.

Bases toniques aromatiques.

Sommités de menthe, une à deux livres par infusion, dans suffisante quantité d'eau que l'on ajoute a celle d'un bain.

Sommités de romarin, une à deux livres par infusion dans suffisante quantité d'eau, que l'on ajoute à celle d'un bain.

— de mélisse, *id.*

— de basilic, *id.*

— de sauge, *id.*

— de lavande, *id.*

— de mélilot, *id.*

— de marjolaine, *id.*

Semences de fenouil, *id.*

Fleurs de sureau, *id.*

Baies de genièvre, *id.*

Semences de moutarde, quatre onces par décoction pour un pédiluve dérivatif.

Bases toniques amères.

Fleurs de camomille, une livre par décoction.

Sommités d'absinthe, *id.*, par décoction.

Ecorce de quinquina, *id.*, par décoction.

Bases toniques astringentes.

Ecorce de chêne, ou tan, une livre, par décoction.

Feuilles de noyer, une livre, par décoction.

Brou de noix, *id.*, par décoction.

Acide sulfurique, quatre onces par mélange pour un pédiluve dérivatif.

— nitrique, *id.*

Acide muriatique, quatre onces par mélange pour un pédiluve dérivatif.

— Acétique, *id.*

Alun, deux à quatre onces par dissolution.

Sulfate de fer, *id.*, par dissolution.

Bain de marc de raisin.

Bains d'eaux minérales.

Composition des Bains d'eaux minérales artificielles de Tivoli.

Bains d'Aix-la-Chapelle.

Gaz hydrogène, deux cloches.

Gaz hépatique, deux pouces.

Sulfate de soude, cinq onces.

Muriate de soude, quatre onces deux gros.

— de Bagnères.

Gaz comme dessus.

Carbonate de soude, dix-huit gros.

Muriate de soude, trois gros.

— de Barrèges.

Gaz comme dessus.

Sulfate de soude, quatre onces.

Muriate de soude, trois gros.

Matière animale ou gélatine, cinq onces.

— d'eaux Bonnes.

Gaz comme dessus.

Muriate de soude, dix-huit gros.
Sulfate de magnésie, six gros.
Matière animale, quatre onces.

Bains de Coterets.

Gaz comme dessus.
Sulfate de soude, douze gros.
Muriate de soude, six gros.

— d'Enghien.

Gaz comme dessus.
Muriate de soude, deux gros.
Carbonate de magnésie, deux gros.
Sulfate de magnésie, douze gros.

— d'eaux sulfureuses de Naples.

Gaz hydrogène, trois cloches.
Gaz hépatique, deux pouces et demi.
Gaz acide carbonique, deux cloches.
Carbonate de soude, deux onces douze gros.
Carbonate de magnésie, ou magnésie, une once douze gros.

— de Balaruc.

Gaz acide carbonique, deux cloches.
Muriate de soude, trente-deux onces.
Carbonate de magnésie, six gros.
Muriate de magnésie, neuf onces.
Muriate de chaux, quatre onces douze gros.

Bains de Bussang.

Gaz comme dessus.
Carbonate de soude, une once douze gros.
Fer dissous par l'eau acidule, cinquante grains.

— de Chateldon.

Gaz comme dessus.
Carbonate de soude, dix-huit gros.
Muriate de soude, dix-huit gros.
Carbonate de magnésie, douze gros.
Dissolution de fer par l'eau acidule, cinquante grains.

— d'eau de Forges, forte.

Gaz acide carbonique, trois cloches.
Fer dissous par l'eau acidule, cent cinquante grains.

— d'eau de Forges, faible.

Gaz acide carbonique, une cloche.
Fer dissous par l'eau acidule, soixante et quinze grains.

— de Contrexeville.

Gaz acide carbonique, une cloche.
Carbonate de chaux, une once.
Acide sulfurique, douze gros.

Bains de Gurgitelli.

Gaz acide carbonique, deux cloches.
Carbonate de soude, douze onces douze gros.
Muriate de soude, deux onces douze gros.
Carbonate de magnésie, douze gros.

— de Mont-d'Or.

Gaz acide carbonique, quatre cloches.
Carbonate de soude, douze onces.
Muriate de soude, six onces.
Sulfate de fer, six gros.

— de la Motte.

Gaz acide carbonique, deux cloches.
Sulfate de soude, quatre onces.
Muriate de soude, neuf onces.
Carbonate de magnésie, dix-huit gros.
Acide sulfurique, une once six gros.

— de Plombières.

Gaz acide carbonique, une cloche.
Carbonate de soude, neuf gros.
Sulfate de soude, *id.*
Muriate de soude, six gros.

Bains de Pyrmont.

Gaz acide carbonique, quatre cloches.
Muriate de soude, douze gros.
Carbonate de magnésie, trois onces.
Sulfate de magnésie, deux onces.
Dissolution de fer dans l'eau acidule, cent cinquante grains.

— de Seltz, forte.

Gaz comme dessus.
Carbonate de soude, une once.
Muriate de soude, six onces.
Carbonate de magnésie, douze gros.

— de Seltz, douce.

Gaz acide carbonique obtenu par la voie sèche au moyen du feu, et mêlé de gaz hydrogène, quatre cloches. — Les mêmes sels.

— de Spa.

Gaz acide carbonique, quatre cloches.
Carbonate de soude, douze gros.
Muriate de soude, trois gros.
Carbonate de magnésie, une once.
Dissolution de fer dans l'eau acidule, cent cinquante grains.

(L'eau de Spa forte contient le double de fer.)

Bain de Vichy.

Gaz acide carbonique, deux cloches.
Carbonate de soude, huit onces.
Sulfate de soude, quatre onces.
Muriate de soude, une once.
Carbonate de magnésie, trois gros.
Fer dissous par l'eau acidule, trente-huit grains.

— De Vals.

Gaz comme dessus.
Muriate de soude, trois onces.
Sulfate d'alumine, un gros et douze grains.
Sulfate de fer, soixante-seize grains.
Fer dissous par l'eau acidule, cent quatorze grains.

— *D'eau alcaline minérale.* (Soda-Water.)

Gaz acide carbonique, quatre cloches.
Carbonate de soude, dix-huit onces.

— D'eau alcaline végétale.

Gaz comme dessus.
Carbonate de potasse, dix-huit onces.

Sulfure de potasse (1), deux à quatre onces, par dissolution.

---

(1) On fait prendre les bains avec le sulfure de potasse, dans la gale : on y reste une heure ou une heure et demie. Huit ou dix bains suffisent pour le traitement.

— de soude, *id.*, par dissolution.
— de chaux, *id.*, par dissolution.
— de fer, huit onces, par dissolution.
Sublimé corrosif (1), un gros à un gros et demi, par dissolution.

Base tonique emménagogue.

Sommités de rhue, huit onces, par décoction pour un bain de siège.

Bases émollientes.

Fleurs de mauve, une à deux livres, par décoction.
— de bouillon-blanc, *id.*, par décoction.
Feuilles de poirée, *id.*, par décoction.
— de mercuriale, *id.*, par décoction.
— de belledame, *id.*, par décoction.
— de bette, *id.*, par décoction.
— de bon Henry, *id.*, par décoction.
Racine de guimauve, une livre, par décoction.
Graine de lin, *id.*, par décoction.
Son, deux livres, par décoction.
(Bain d'eau tiède simple.)

---

(1) On peut traiter les maladies vénériennes par la méthode des bains. La dose ordinaire est d'un demi-grain par pinte d'eau : on augmente ensuite progressivement.

Bases calmantes et narcotiques.

Feuilles de grande ciguë, une livre, par décoction.
— de mandragore, *id.*, par décoction.
— de morelle, *id.*, par décoction.
— de belladona, *id.*, par décoction.
— de jusquiame, *id.*, par décoction.
Têtes de pavots, *id.*, par décoction.
Opium, quatre onces, par décoction.
Laudanum liquide, quatre onces, par mélange.

Les doses indiquées ci-dessus sont pour un bain entier : il n'en faut employer que la moitié pour un demi-bain, et le huitième pour un pédiluve.

2.° *Des Douches.*

Les douches sont des filets d'eau froide ou chaude, que l'on dirige sur différens lieux du corps, par le moyen de tuyaux adaptés à des récipiens et convenablement disposés. Les unes sont ascendantes, et les autres descendantes; elles sont en forme de jets, de gerbes ou de nappes. Le choc qu'elles impriment aux parties les rend toniques, résolutives : et cet effet s'augmente encore, par l'addition des principes que l'eau tient en dissolution. On prépare les eaux médicamenteuses, qui servent à donner les douges, de la même manière que celles des bains : mais comme elles restent moins long-temps appliquées sur la peau, on peut augmenter la quantité des substances; mettre, par exemple, sur quatre livres d'eau la même dose que dans un bain. Les eaux minérales sont, au reste, celles qu'on emploie le plus souvent.

3.° *Des Fomentations.*

Les fomentations consistent à placer sur la peau, des compresses de linge ou de flanelles, imbibées de solutions médicamenteuses, froides ou chaudes : elles peuvent être regardées comme une espèce de bain local. L'eau en est l'excipient le plus ordinaire; mais on les compose quelquefois avec des teintures, des vins, des vinaigres et des huiles. Voyez pour le choix de ces préparations leurs différens chapitres. Souvent on se sert des sucs exprimés de plantes fraîches; voyez les sucs au chapitre huitième.

Excipient.

Eau, une livre.

Bases toniques, stimulantes.

Ammoniaque, un gros, par mélange.
Carbonate d'ammoniaque, deux onces, par dissolution.

Muriate d'ammoniaque, *id.*, par dissolution.
Acétite d'ammoniaque, *id.*, par mélange.
Muriate de soude, quatre onces, par dissolution.
Alcool camphré, deux onces, par mélange.
Savon médicinal, une once, par dissolution.

Bases toniques, aromatiques.

Sommités de menthe, deux onces, par infusion.
— de romarin, *id.*, par infusion.
— de mélisse, *id.*, par infusion.
— de basilic, *id.*, par infusion.
— de sauge, *id.*, par infusion.
— de lavande, *id.*, par infusion.
— de mélilot, *id.* par infusion.
— de marjolaine, *id.*, par infusion.
Semences de fenouil, *id.*, par infusion.
Fleurs de sureau, *id.*, par infusion.
Baies de genièvre, *id.*, par infusion.

Bases toniques, amères.

Fleurs de camomille, une once, par décoction.
Sommités d'absinthe, *id.*, par décoction.
Ecorce de quinquina, *id.*, par décoction.

Bases toniques, astringentes.

Vin rouge chaud, (seul.)
Alcool, deux onces, par mélange.

Acide acétique, une once, par mélange.
Alun, deux gros, par dissolution.
Sulfate de zinc, *id.*, par dissolution.
— de fer, *id.*, par dissolution.
Boule de mars, (on la fait dissoudre dans de l'eau-de-vie.)
Sulfate de potasse, un gros, par dissolution.
— de fer, un gros, par dissolution.
Sublimé corrosif, demi-gros, par dissolution.

Bases émollientes.

Fleurs de mauve, quatre onces, par décoction.
— de violettes, *id.*, par décoction.
— de pied-de-chat, *id.*, par décoction.
— de tussilage, *id.*, par décoction.
— de bouillon-blanc, *id.*, par décoction.
— de chardon-béni, *id.*, par décoction.
Sommités de verveine, *id.*, par décoction.
— de véronique, *id.*, par décoction.
Feuilles de poirée, *id.*, par décoction.
— de mercurielle, *id.*, par décoction.
— de belle-dame, *id.*, par décoction.
— de bette, *id.*, par décoction.
— d'épinards, *id.*, par décoction.
— de bon-Henry, *id.*, par décoction.
Graine de lin, deux gros, par décoction.
Racine de guimauve, quatre gros, par décoction.

Son, deux onces, par décoction.
(Lait chaud, dont on remplit à moitié une vessie.)

Bases calmantes et narcotiques.

Feuilles de grande ciguë, deux onces, par décoction.
— de morelle, *id.*, par décoction.
— de jusquiame, *id.*, par décoction.
— de bella-dona, *id.*, par décoction.
— de mandragore, *id.*, par décoction.
Têtes de pavot, *id.*, par décoction.
Acétate de plomb, un à deux gros, par mélange.
Opium, un à deux gros, par décoction.
Laudanum liquide, *id.*, par mélange.

4.° *Des embrocations.* (Embroche, embregma, lavamentum, impluvium, irroratio, inunctio.)

On nomme ainsi les liquides avec lesquels on arrose ou lave les différentes parties de la peau; on les choisit froides ou chaudes. Elles se préparent de la même manière que les fomentations; mais le peu de temps qu'elles séjournent sur la peau, permet d'y faire entrer le double de substances médicamenteuses. Employées pour l'intérieur de la bouche et pour les gencives, elles portent le nom de collutoires (1) ; on les appelle gargarismes (2) lorsqu'elles sont destinées à humecter l'arrière-bouche ou la gorge ; et collyres (3), lorsqu'on les applique sur les yeux.

5.° *Des injections.*

Pour pratiquer les injections, on introduit, au moyen d'une seringue, un liquide dans la cavité des ulcères · dans les fistules qui s'ouvrent à la surface du corps, ainsi que dans les fosses nasales, l'arrière-bouche, les voies lacrymales, les conduits auditifs, le canal de

---

(1) On emploie la décoction froide de quinquina pour gargarisme tonique : l'eau et le lait comme gargarisme émollient. Lorsqu'on le veut légèrement astringent, on choisit le mélange de l'eau et du vinaigre ; ou celui du vinaigre, de la décoction d'eau d'orge, du miel rosat et du sirop de mûres.

(2) On se sert avec succès d'un mélange d'eau, de miel rosat et d'alun, pour les apthes de la bouche, ou même du vinaigre pur.

(3) On emploie pour collyres résolutifs les eaux distillées légèrement astringentes, celles de plantain, de roses, l'eau mêlée d'un peu d'alcool, etc.

l'urètre, le vagin et l'anus. Elles sont froides ou chaudes; et doivent séjourner plus ou moins suivant les indications. On peut les préparer de la même manière que les fomentations. Les injections toniques exigent dans certains cas beaucoup de circonspection; sur-tout celles que l'on pratique pour remédier au relâchement de la membrane muqueuse du canal de l'urètre à la suite de la gonorrhée; quelle que soit la substance astringente qu'on ajoute à l'eau tiède, il faut que le mélange n'exerce sur la langue qu'une impression légère, pour ne pas s'exposer à produire une inflammation dangereuse: on augmente ensuite graduellement la force de l'injection, selon le besoin.

6.° *Des lavemens, ou clystères.*

On désigne sous ce nom les injections qu'on introduit dans le rectum: elles sont tantôt froides et tantôt modérément chaudes. La quantité est d'une chopine, ou d'une livre: lorsqu'elles sont plus considérables, le malade fatigue se voit bientôt forcé de les rendre, et l'effet en devient presque nul. Les lavemens sont toniques, émolliens, calmans, et même purgatifs: quelquefois on y fait entrer des liquides nutritifs, lorsque l'estomac ne peut plus servir à la digestion des alimens, comme dans les obstructions du pylore, etc. On peut introduire dans les lavemens la plupart des préparations officinales, excepté les poudres, dont l'inégale suspension dans l'eau pourrait entraîner des inconvéniens. On donne quelquefois des lavemens de fumée de tabac, comme irritans, dans l'asphyxie par immersion.

Excipient.

Eau, une livre.

Base tonique stimulante.

Camphre, demi-gros, trituré avec un jaune d'œuf.

Bases toniques, aromatiques.

Semences de fenouil, demi-once, par infusion.
Sommités de menthe, *id.*, par infusion.
— de romarin, *id.*, par infusion.
— de mélisse, *id.*, par infusion.
— de basilic, *id.*, par infusion.
— de sauge, *id.*, par infusion.
— de lavande, *id.*, par infusion.
— de mélilot, *id.*, par infusion.
— de marjolaine, *id.*, par infusion.
Fleurs de sureau, *id.*, par infusion.

Bases toniques amères.

Fleurs de camomille, deux gros, par décoction.

Sommités d'absinthe, *id.*, par décoction.
Écorce de quinquina, *id.*, par décoction.

Bases toniques astringentes.

Noix de galle, deux gros, par décoction.
Écorce de chêne, ou tan, *id.*, par décoction.
Feuilles de noyer, *id.*, par décoction.
Brou de noix, *id.*, par décoction.
Extrait de cachou, *id.*, par décoction.
Alun, un gros, par dissolution.
Sulfate de fer, *id.*, par dissolution.
Sulfate de zinc, *id.*, par dissolution.
Sublimé corrosif, demi-grain (1), par dissolution.
Vin rouge, mêlé avec moitié d'eau et du miel.

Bases toniques purgatives.

Miel, une à deux onces, par mélange.
Pulpe de casse, *id.*, par mélange.
— de tamarins, une once, par décoction.
Manne, *id.*, par décoction.
Follicules de séné, demi-once, (par décoction très-courte.)

---

(1) Quelquefois on donne en lavement le sublimé dans le traitement des maladies vénériennes : cette méthode est rarement employée.

Sels purgatifs, demi-once, par dissolution.
Huile d'olives, demi-once à une once.
Huile de palma-christi, *id.*
Racine de fougère mâle, une once, par décoction
— de rhubarbe, deux gros, par décoction.
— de jalap, un gros, par décoction.
Extrait d'aloès, douze à vingt-quatre grains, triturés avec un jaune d'œuf.
Muriate d'étain, quatre grains par dissolution.
Térébenthine de Venise, demi-once, trituére avec un jaune d'œuf.
Feuilles de tabac, demi-once, par décoction.

Bases émollientes.

Fleurs de mauve, deux onces, par décoction.
— de violettes, *id.*, par décoction.
Racine de guimauve, *id.*, par décoction.
Feuilles de bouillon blanc, *id.*, par décoction.
— de poirée, *id.*, par décoction.
— de belle-dame, *id.*, par décoction.
— de mercuriale, *id.*, par décoction.
— d'épinards, *id.*, par décoction.
— de bette, *id.*, par décoction.
— de bon-Henry, *id.*, par décoction.
Acide acétique, demi-once, par mélange.
Graine de lin, un gros, par décoction.
Son, une demi-once, par décoction.

Bases anti-spasmodiques, calmantes et narcotiques.

Feuilles de ciguë, demi-once, par décoction.
— de mandragore, *id.*, par décoction.
— de morelle, *id.*, par décoction.
— de jusquiame, *id.*, par décoction.
— de bella-dona, *id.*, par décoction.
Têtes de pavot, deux ou trois onces, par décoction.
Opium, deux grains, par décoction.
Laudanum liquide, dix à vingt-cinq gouttes, par mélange.
Thériaque, un gros, par mélange.
Assa-fœtida, douze à vingt-quatre grains, triturés avec un jaune d'œuf.
Sagapenum, *id.*, triturés avec un jaune d'œuf.
Musc, dix à douze grains, triturés avec un jaune d'œuf.
Castoreum, *id.*, triturés avec un jaune d'œuf.

Lavemens nourrissans.

Orge, demi-once, par décoction.
Lait pur, ou mêlé avec de l'eau.
Bouillon gras.

7.° *Dés linimens.* (Linimentum, litus.)

Ce sont des liquides médicamenteux dont

l'huile forme l'excipient qu'on étend sur la peau soit avec la main, soit avec un morceau de flanelle, ou qu'on applique sur elle à la manière des fomentations. Ils sont stimulans, résolutifs et calmans. On peut y faire entrer sur une once d'huile, demi-gros d'une huile essentielle, d'un alcali ou d'un alcool; un gros d'un sulfure, d'un acide; deux gros d'une teinture, d'un extrait, d'une résine, d'une gomme; demi-once d'un vin, d'un vinaigre, etc. On réunit les substances comme on le fait pour les potions, mais leur mélange exige beaucoup moins de précaution.

Excipiens.

Huile d'absinthe, une once.
— de camomille, *id.*
— d'amandes douces, *id.*
— de ciguë, *id.*
— de morelle, *id.*
— de stramonium, etc., *id.*
— d'œufs, *id.*

Bases, toniques stimulantes.

Alcool camphré, demi-once.
Ammoniaque liquide, demi-gros.
Savon, deux gros.
Sulfure de potasse, un gros.
Teinture de cantharides, demi-gros.

Base tonique purgative.

Huile de pétrole, *une cuillerée en frictions sur le ventre, comme anthelmintique.*

Bases calmantes.

Ether, un à deux gros.
Laudanum liquide, demi-gros à un gros.
Acétate de plomb, un à deux gros (1).

---

(1) L'absorption des molécules de plomb occasionne chez certains ouvriers l'empoisonnement désigné sous le nom de colique des peintres : en voici le traitement appelé méthode de la Charité, du nom de l'hôpital où il fut mis en usage. 1.er jour, lavement purgatif avec décoction de séné, demi-once; sulfate de soude ou de magnésie, demi-once; casse en bâton, deux onces; vin émétique, trois onces. Pour boisson, demi-once de séné, une once et demie de casse, trois gros de sulfate de soude, et deux grains d'émétique en décoction dans une pinte d'eau. Le soir, un lavement anodin avec un gros de thériaque et parties égales d'huile de noix et de vin : un bol avec un grain d'opium et un gros et demi de thériaque. Le 2.e jour, six grains d'émétique dans trois verres d'eau; quatre bois sudorifiques, (une once de chaque.)

Art. III. *Remèdes d'une consistance molle.*

1.° *Des cataplasmes.*

Les cataplasmes, ou épithèmes mous, ont le même usage que les fomentations, mais ils sont beaucoup plus efficaces, parce qu'ils conservent l'humidité plus long-temps. Ils sont d'une consistance très-molle, et doivent être renouvelés dès qu'ils se durcissent. On les applique chauds ou froids : ceux qui exercent une action rubéfiante sur la peau portent le nom de synapismes. On prépare les cataplasmes avec des

---

en décoction dans trois pintes d'eau, avec demi-once de séné et de sulfate de soude. Le soir, le lavement anodin et le bol. Le 3.e jour, le lavement purgatif : la boisson sudorifique : le lavement anodin et le bol. Le 4.e jour, trois gros de séné, deux onces de casse, deux à trois gros de sulfate de soude, un grain d'émétique, une demi-once de vin émétique, et deux gros de confection hamec, en décoction dans un verre d'eau : la boisson sudorifique . le lavement purgatif : le lavement anodin : le bol. Le 5.e jour, le lavement purgatif : une décoction de casse : la tisane sudorifique : le lavement anodin et le bol.

feuilles, des fleurs, des farines, de la mie de pain cuite dans l'eau ou le lait, avec la pulpe des végétaux, certaines racines cuites sous la cendre ; on peut y ajouter divers médicamens, mais il vaut mieux les préparer avec simplicité.

Excipiens.

Eau, lait.

Bases toniques résolutives.

Farine de femigrec, par décoction.
— de lupin, *id.*
— d'orobe, *id.*
— de fêves, *id.*

Bases toniques aromatiques.

Semence de fenouil, par décoction.
Sommités de menthe, *id.*
— de romarin, *id.*
— de mélisse, *id.*
— de basilic, *id.*
— de sauge, *id.*
— de marjolaine, *id.*
— de lavande, *id.*
Fleurs de sureau, *id.*
Pulpe de racine d'angélique, *id.*
— de baies de genièvre; *id.*

On peut arroser ces cataplasmes avec de l'alcool camphré, ou du camphre en poudre, une teinture aromatique, du muriate d'ammoniaque, de la poudre de fleurs de safran, etc.

Bases toniques astringentes.

Terre cimolée, par mélange avec l'eau.
Feuilles de noyer, par décoction dans l'eau.
Écorce de chêne, ou tan, *id.*
Fleurs d'aigremoine, *id.*
— de verveine, *id.*
— de véronique, *id.*
Pulpe de carottes, *id.*
— de coings, etc. *id.*

On peut arroser ces cataplasmes avec une teinture ou un vin astringent; de la poudre de cachou, d'alun, du vin chalybé, de l'acide acétique, etc.

Base stimulante rubéfiante.

Poudre de semences de moutarde.

On la mêle avec du levain ou de la farine de seigle ou de froment, et de l'acide acétique pour faire des synapismes.

Bases sédatives émollientes.

Farine de graine de lin, par décoction dans l'eau.
Fleurs de mauve, *id.*
— de violette, *id.*
— de bouillon blanc, *id.*

— de nénuphar, *id.*
Feuilles de mercuriale, *id.*
— de poirée, *id.*
— de laitue, *id.*
Pulpe de pommes de reinette, *id.*
— d'oignons de lys (*cuits sous la cendre*).
Mie de pain par décoction dans le lait, ou bien mêlée avec des jaunes d'œufs et de l'huile d'olives.

Bases sédatives narcotiques.

Feuilles de cigué, par décoction dans l'eau.
— de morelle, *id.*
— de jusquiame, *id.*
— de mandragore, *id.*
— de bella-dona; , *id.*
Fleurs de coquelicot, *id.*

On peut arroser ces cataplasmes avec de l'acétate de plomb, du laudanum liquide, etc.

2.° *Des onguens, des cérats, des pommades.*

Les onguens sont des préparations molles, qu'on étend sur la peau par le moyen des frictions, dont l'axonge forme l'excipient, et qui le plus souvent ont pour bases des oxides métalliques.

Les cérats diffèrent des onguens par leur

excipient composé d'huile et de cire. Le nom de pommades a plus particulièrement été donné aux onguens dont la base est végétale et l'odeur agréable. Plusieurs onguens ont aussi reçu les noms impropres de baumes.

La plupart de ces compositions sont officinales et n'ont pas besoin d'être formulées, telles sont l'onguent gris, le cérat rosat, celui de Galien ; la pommade oxigenée, celle à vésicatoire ; le baume de Capahu, etc. Il suffit d'indiquer la dose que le malade doit employer chaque jour.

Cependant les médecins composent souvent des onguens magistraux, principalement pour les maladies de la peau, la gale, la teigne, etc. ; beaucoup se préparent par la trituration de l'axonge et d'une poudre dans un mortier de porcelaine.

EXEMPLES :

Onguent pour la gale.

Fleurs de soufre demi-once.
Axonge, deux onces.
Dose, une demi-once par jour.

Onguent pour la gale et la teigne.

Oxide blanc de mercure, demi-once.
Axonge, demi-once.
Dose, deux gros par jour.

Onguent pour la teigne.

Oxide de manganèse, demi-once.
Axonge, deux onces.
Dose, deux gros par jour.

Onguent pour la gale et la teigne.

Oxide rouge de mercure, deux gros.
Axonge, demi-livre.
Dose, deux gros par jour.

Art. IV. *Remèdes d'une consistance solide.*

1.° *Des Emplâtres.*

Les emplâtres se préparent à la manière des cérats par le mélange de l'huile et de la cire, mais la grande proportion de cette dernière substance leur donne une consistance ferme. La base de ces médicamens externes est souvent un oxide métallique. Les emplâtres étendus sur de la toile servent de moyens agglutinatifs pour réunir les plaies; tels sont ceux de diapalme, de diachylon gommé; les uns sont appliqués sur certaines tumeurs, comme fondans et résolutifs, principalement l'emplâtre *virgo cum mercurio;* les autres sont rubéfians, comme celui de poix de Bourgogne. Enfin, il en est comme l'emplâtre vésicatoire, dont l'effet est de causer à la peau une inflammation pareille à la brûlure, et de détacher l'épiderme du lieu qu'ils recouvrent, en attirant vers cet endroit, par l'irritation, les liquides séreux que les vaisseaux capillaires engorgés et rompus laissent bientôt s'épancher : cette action vient de la poudre de cantharides qu'on fait entrer dans sa composition, et dont on le saupoudre avant de l'appliquer, pour le rendre encore plus actif.

Les emplâtres sont tous des préparations officinales qu'on n'a jamais besoin de formuler. Ceux qui servent d'agglutinatifs sont étendus sur des bandes de toile neuve que l'on divise en bandelettes, dont la largeur, la forme et la figure varient suivant la plaie qu'on veut réunir : on les expose, avant de les appliquer, à la chaleur du feu pour qu'elles adhèrent sur-le-champ à la peau. Les autres emplâtres s'étalent sur un morceau de gant, et se placent ainsi sur la peau dont la chaleur les ramollit et favorise leur action. La prescription n'exige pas une grande exactitude dans les doses ; et pourvu qu'on fixe la grandeur de l'emplâtre d'après l'étendue sur laquelle on veut qu'il agisse, il est assez indifférent qu'il soit un peu plus ou un peu moins épais.

2.° *Des Suppositoires.*

Les suppositoires sont des corps cylindriques et consistans qu'on introduit en partie dans l'anus, et qu'on y maintient pendant quelques instans, soit pour agir comme calmans ou résolutifs sur la partie inférieure de l'intestin rectum, soit plus souvent encore pour exciter des selles : ces derniers sont employés sur-tout pour remédier à la constipation des jeunes enfans auxquels on ne pourrait pas faire garder un clystère. On les fait ordinairement de beurre de cacao ou de savon ; mais on peut encore les former avec de la cire, ou des racines émollientes convenablement taillées, et qu'on enduit d'onguens calmans et résolutifs : d'un mélange de miel, d'axonge, avec un sel ou quelques grains de poudre purgative, comme celles d'aloès, de scammonée, d'agaric, de jalap, de coloquinte.

3.° *Des Poudres et des Sachets.*

On peut saupoudrer les ulcères avec des poudres aromatiques, amères, astringentes et narcotiques ; cependant les embrocations doivent être préférées, puisqu'elles produisent le même effet sans offrir, comme les substances pulvérulentes, l'inconvénient de salir les plaies.

Quelqnefois on souffle, au moyen d'un tuyau de plume, de très-petite quantité de poudre sur la conjonctive, comme celles du suc candi, de sulfate de zinc, etc.; elles portent alors le nom de collyres secs. Mais ordinairement lorsqu'on applique extérieurement les poudres sur la peau, on les enferme dans des sachets de toile ou de taffetas. On ne doit attendre d'effet que de celles qui contiennent des principes volatiles. Le camphre, le muriate d'ammoniaque, l'alun, les plantes aromatiques, son les substances auxquelles cette forme convient, le mieux. Les sachets nommés aussi épithèmes secs, portent différens noms suivant la partie sur laquelle ils s'appliquent : ce sont des coeffes, des capuchons, etc.

On fait encore des oreillers et des matelas avec des substances végétales sèches et grossièrement pulvérisées : telle est, par exemple, la feuille de fougère sur laquelle on fait coucher les rachitiques. Les poudres stimulantes mises en contact avec la membrane pituitaire, augmentent la secrétion des follicules dont elle est couverte, et provoquent l'éternuement, celle de feuilles de tabac est d'un usage universel pour cet effet : on peut également faire respirer de petites prises de poudre d'arnica, de poirée, de ptarmique, d'origan, de bétoine, de pyrèthre, de passerage, de girofle, etc. Quelquefois on insinue dans les fosses nasales des opiats faits avec l'une de ces poudres et du miel, ou bien du coton imbibé d'une liqueur irritante.

4.° *Des masticatoires.*

Les masticatoires ou sialalogues sont les médicamens propres à exciter la salivation, en irritant la membrane muqueuse de la bouche. Pour produire cet effet, on fait mâcher les racines de gingembre, de moutarde, de pyrèthre, de poivre, les feuilles sèches de tabac, le macis, le girofle, la vanille, et en général la plupart des substances stimulantes aromatiques.

5.° *Des Caustiques.*

L'action des caustiques sur les corps animés est d'éteindre entièrement les propriétés vitales des parties avec lesquelles on les met en contact. Les acides concentrés les brûlent : les alcalis en enlèvent les humeurs et les frappent ainsi de mort par dessication. Les caustiques se divisent en liquides et en solides. Parmi les liquides, les acides sulfurique, nitrique, l'eau forte, ou mélange d'acides nitrique et muriatique, l'ammoniaque, le beurre d'antimoine, celui de bismuth, sont les principaux dont on fasse usage : on trempe dans l'une de ces liqueurs un très-petit pinceau avec lequel on touche les parties qu'on veut cautériser. Parmi les caustiques solides, ceux qui se fondent aisément, comme le nitrate d'argent fondu ou pierre infernale, doivent être légèrement promenés sur les chairs vives qui blanchissent aussitôt : on applique les autres pendant plus ou moins de temps, soit en poudre, soit en morceaux : tels sont le sulfate d'argent, celui de cuivre, l'oxide rouge de mercure, le sublimé corrosif, la soude et la potasse caustique. Quelquefois on mêle des poudres caustiques avec un extrait, du mucilage, et l'on en forme des opiats ou bien de petits corps pyramidaux solides, nommés trochisques. La potasse est employée préférablement aux autres pour ouvrir les cautères : il faut en mettre sur la peau un morceau arrondi, d'une ligne d'épaisseur et de deux lignes de diamètre, placé dans l'ouverture d'un emplâtre fenêtré de diachylon, recouvert d'un autre morceau du même emplâtre, et maintenu par une compresse et une bande afin de prévenir tout déplacement de la substance corrosive. Cette application ne doit durer que six heures, après lesquelles il faut lever l'appareil, si l'on ne veut s'exposer à produire des cautérisations trop profondes et trop étendues, comme on le voit très-souvent arriver.

Les substances qui augmentent par leur contact l'action vitale, et déterminent la formation d'une cloche à la manière des brûlures, sont employées pour établir des vésicatoires ; telles sont l'écorce de garou macérée dans le vinaigre : les emplâtres mêlés de poudre de cantharides : une compresse trempée dans la teinture de ces insectes : leur application doit durer vingt-quatre heures. On peut avoir également recours à l'action du calorique, et faire lever une cloche en versant de l'eau bouillante sur la peau.

Il est inutile de parler ici des matières qui servent à dilater les conduits devenus trop étroits, comme certaines racines, l'éponge préparée ; leur effet résulte de la propriété qu'elles offrent de se gonfler à l'humidité.

FIN.

TABLE

DES MATIÈRES.

N. B. J'ai négligé d'indiquer la classe des maladies à laquelle chaque substance médicamenteuse convenait ; car, de deux choses l'une : ou celui qui consulte un Formulaire a lui-même étudié la médecine, et les généralités lui sont dès-lors inutiles : ou bien il est étranger à l'art médical, et, dans ce cas, elles ne pourraient servir qu'à l'induire en erreur ; ce dernier doit employer seulement les remèdes connus et sans danger.

A.

B.

C.

D.

E.

F.

H.

I.

J.

K.

L.

M.

N.

O.

P.

Q.

R.

S.

V.

Z.

FIN DE LA TABLE.

ERRATA.

Note de la page 4, au lieu de pourvu qu'ils diminuent, *lisez :* pourvu qu'ils *diminuassent.*

Pages 10, 96, etc., dans les phrases : le plus simplement, — le plus parfait, — autant que possible, au lieu des deux mots : que possible, *lisez : qu'il est possible.*

Page 12, au lieu de confection hyacinthe, *lisez :* confection d'*hyacinthe.*

Page 137, au lieu de : prendre au hasard, *lisez :* prendre *même* au hasard.

IMPRIMERIE DE MIGNERET, RUE DU DRAGON, N.° 20, FAUBOURG S. G.

V

ERRATA

www.ingramcontent.com/pod-product-compliance
Ingram Content Group UK Ltd.
Pitfield, Milton Keynes, MK11 3LW, UK
UKHW020207250726
13967UKWH00003B/1323